Unaging

正视衰老

——关于衰老的应对方式和对未来的思考

原　著　［美］罗伯特·P. 弗里德兰
（Robert P. Friedland）
主　译　李　阳　郗光敏　韩战营

辽宁科学技术出版社
LIAONING SCIENCE AND TECHNOLOGY PUBLISHING HOUSE
拂石医典
FU SHI MEDBOOK

图书在版编目（CIP）数据

正视衰老 / (美) 罗伯特·P.弗里德兰(Robert P. Friedland)著；李阳，郗光敏，韩战营主译. — 沈阳：辽宁科学技术出版社，2024.1

ISBN 978-7-5591-3274-1

Ⅰ. ①正… Ⅱ. ①罗… ②李… ③郗… ④韩… Ⅲ. ①衰老—人体生理学 Ⅳ. ①R339.3

中国国家版本馆CIP数据核字（2024）第012835号

This is a Simplified-Chinese translation of the following title published by Cambridge University Press:

Unaging: The Four Factors that Impact How You Age, 9781009087742

This Simplified-Chinese translation for the People's Republic of China (excluding Hong Kong, Macau and Taiwan) is published by arrangement with the Press Syndicate of the University of Cambridge, Cambridge, United Kingdom.

著作权登记号：06-2023-289

出版发行：辽宁科学技术出版社　北京拂石医典图书有限公司
地　　址：北京海淀区车公庄西路华通大厦B座15层
印 刷 者：汇昌印刷（天津）有限公司
经 销 者：各地新华书店

幅面尺寸：145mm×210mm
字　　数：231千字　　印　　张：11.25
出版时间：2024年1月第1版　　印刷时间：2024年1月第1次印刷

责任编辑：陈　颖　孙洪娇　　责任校对：梁晓洁
封面设计：潇　潇　　责任印制：丁　艾

如有质量问题，请速与印务部联系　　联系电话：010-57262361

定　　价：79.00元

翻译委员会

主　译　李　阳　郗光敏　韩战营

副主译　谢俊杰　崔晓黎　张楚新

　　　　程向丽　张　奋　刘　恩

译　者　（按姓氏笔画排序）

王　骞　中国人民解放军总医院

卢小桃　江西中医药大学附属医院

刘　恩　广州医科大学附属第三医院

李　阳　山西医科大学第一医院

张　奋　广州医科大学附属第三医院

张楚新　中国科学院大学深圳医院（光明）

范　敏　中山市中医院

林敍含　深圳市宝安区中心医院

郗光敏　临汾市中心医院

敖文玲　南方医科大学深圳医院

崔晓黎　郑州大学附属郑州中心医院

韩战营　郑州大学第一附属医院

程向丽　山西医科大学第二医院

谢俊杰　南方医科大学第三附属医院

主译简介

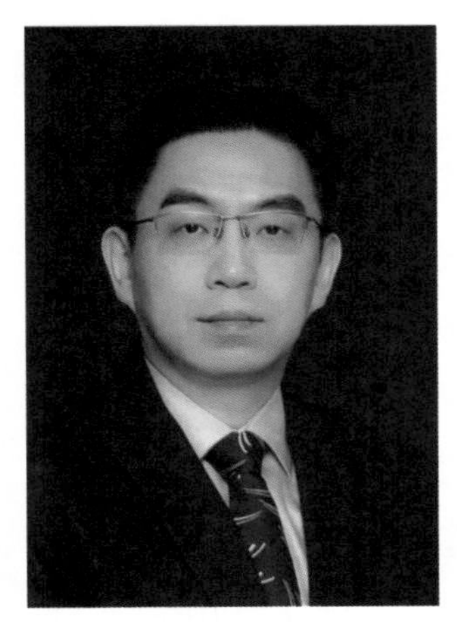

李阳，首都医科大学神经病学博士，山西医科大学第一医院神经内科主任医师，硕士生导师，中国医师协会神经病学分会认知障碍疾病专委会委员，中国老年保健协会阿尔茨海默病分会常务委员，山西省医学会神经病学专业委员会副主任委员，山西省医师协会神经内科分会认知障碍疾病专业委员会主任委员。主要从事认知障碍疾病和脑血管病诊疗与科研工作，发表SCI及核心期刊论文10余篇，获得省科技进步二等奖1项。

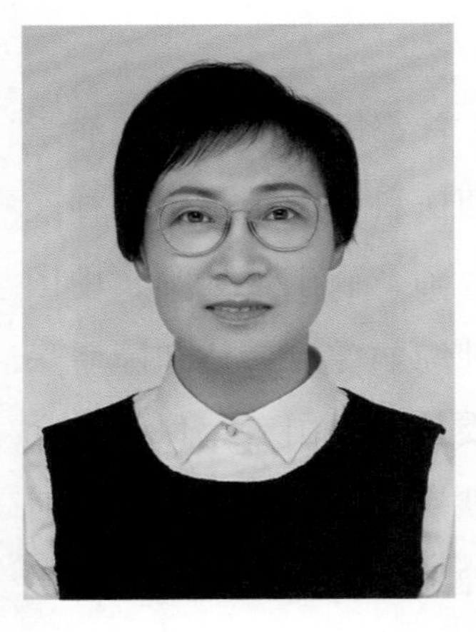

郗光敏，主任医师。1989年毕业于山西大同大学，2011年取得山西医科大学硕士研究生学位。在神经内科领域工作多年，现任临汾市中心医院全科医疗科主任。中国健康管理协会全科与健康医学分会理事，山西省健康协会全科与健康医学专业委员会副主任委员，山西省医学会全科专业委员会委员，山西省基层卫生协会全科专业委员会委员，山西省卒中学会全科分会常务委员，山西省基层卫生协会内分泌专业委员会常务委员，临汾市医师协会全科分会副会长，临汾市眩晕专业委员会委员。曾发表论文8篇。

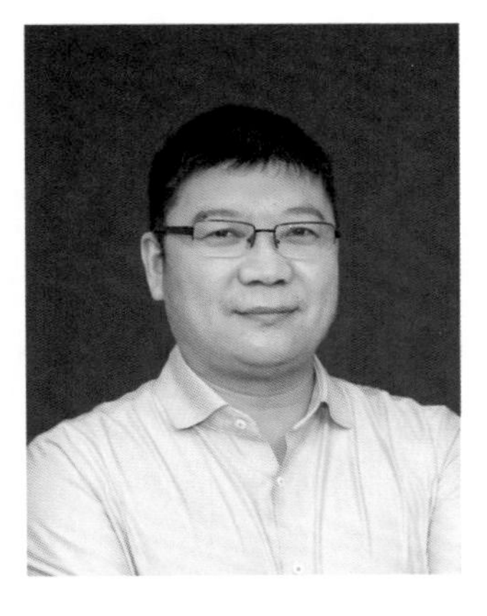

韩战营，主任医师。上海第二医科大学附属瑞金医院心血管内科博士，长期在郑州大学第一附属医院从事心内科工作。擅长复杂冠脉介入治疗，包括冠脉钙化病变旋磨术，闭塞病变、复杂左主干病变、分叉病变、小血管病变介入治疗，心衰患者冠脉介入治疗，单双起搏器、三腔起搏器及除颤器植入，先心病封堵，复杂心律失常射频消融。在美国德州医学中心研修心血管疾病介入治疗。曾任中华医学会心血管专业重症学组委员；现任中华医学会心血管专业老年学组委员，河南省心血管病专业委员会常委，河南省心电生理与起搏学会副主委，河南省医学会高血压防治分会副主委，河南省心血管病介入诊疗技术质控专家委员会委员，河南省胸痛中心建设指导组副组长，中国医师协会心血管分会预防及康复委员会委员，中国心脏联盟晕厥学会委员。国家卫健委冠脉介入培训基地导师，起搏电生理培训基地导师。曾获上海科技进步二等奖，中华医学科技一等奖，省科技进步二等奖2项。主持研究课题10余项，发表中文核心期刊和SCI论文60多篇，国家级发明专利3项。

关于衰老的思考

衰老是每个人都关心的话题，但关于如何看待衰老这个问题却经常被媒体或有些专家误导，比如现在流行的一句话“衰老是不可避免的”。如果我们认为衰老是不可避免的，我们就会忽略这样一个事实，就是并非每个人都能长命百岁（比如，英年早逝者）。认识到这一事实有助于我们理解：衰老是一个值得把握的机会——一个可以选择自己生活方式的机会，如果我们可以健康地老去，这就是人生的一个可以让我们发挥潜能的绝佳机会。

本书清晰且有条理地介绍了影响我们应对衰老压力的四个储备因素（认知、身体、心理和社会储备因素），并阐述了关于四个储备因素的相应的生物学基础，您将了解到在认知活动、锻炼、饮食、精神和社交方面应采取的健康应对措施，从而把握住衰老带来的机遇。每个人都应该知道，事在人为。

罗伯特·弗里德兰（Robert Friedland）医学博士是肯塔基州路易斯维尔大学医学院的神经内科学和神经生物学教授。他曾在加州大学伯克利分校、美国国家老龄化研究所和凯斯西储大学工作。最近，他的研究团队发现，肠道菌群在阿尔茨海默病、帕金森病和肌萎缩侧索硬化症的发生和发展中起着关键作用。他在美国、日本、中东和肯尼亚对人体和动物进行的研究有助于推进这样一个概念：我们的行为可以降低与衰老相关的脑部疾病的发生风险。

推荐语

“弗里德兰博士以其丰富的临床和研究经验为基础，带领我们展开了一次通俗易懂的科学之旅，揭开了如何看待衰老这个问题的神秘面纱。他通过大量的实例强调，任何人都不想痴呆，即使是有高风险基因突变或脑部存在淀粉样斑块的人也不例外。弗里德兰博士回顾了他所积累的证据，以此来证明通过改变我们的行为和生活方式可以决定我们‘衰老’或‘不衰老’的方式。”

——阿尔贝托·埃斯佩，《大脑寓言：神经退行性疾病的隐秘历史和征服它们的蓝图》的作者

“弗里德兰博士提出的‘关于衰老的应对方式和对未来的思考’中有的观点并未得到公众的充分认可。然而，老年医学的最新进展表明，他的观点是正确的。这本书令人印象深刻，因为它让我们了解到衰老的机理以及衰老过程是如何被加速的。通过阅读这本书可能改变你的生活。我希望您能了解真相，并获得对抗衰老的绝佳工具。”

——小野东木教授，京都府立医科大学

“在《正视衰老》一书中，弗里德兰博士首先介绍了身体、精神、心理和社会储备因素的重要性，因为我们的目标不只是活着，而是要健康地活着。然后，他通过严谨的研究结果，教您如何改掉和抑制加速衰老的有害习惯。对于任何想要利用最新研究成果来帮助自己在衰老过程中过上更健康生活的人，这本书一定是‘必读书’。”

——安德鲁·E.博森，《管理记忆的七个步骤“什么是正常、不正常以及如何应对”》的作者

“你一定会变老，但你不一定会衰老。这本书告诉你该如何去做。”

——诺里·格雷厄姆，《阿尔茨海默病和其他痴呆症袖珍指南》的作者

“弗里德兰博士以清晰的语言和引人入胜的叙事风格介绍并讨论了与衰老有关的许多问题，并提出了解决许多与衰老有关的问题的科学依据。本书从一个新颖的视角探讨了所谓的储备因素、神经系统疾病、心理健康，以及最重要的是：我们需要采取哪些行动来提高我们的健康状态，并充分利用这段难得的衰老机遇，让衰老成为一种幸福，而不是一种负担。本书的最后一章是‘衰老的机遇’，这一章总结了作者的观点。

对衰老问题感兴趣的人都应该阅读这本书。”

——卡门·加西亚·佩纳博士，国家老年医学研究所

前 言

无论您做什么，都要表现得与众不同。确实如此。

——威廉·詹姆斯（1842–1910年），哈佛大学心理学家和哲学家，《心理学原理》的作者

几乎每个人都想知道健康长寿的秘诀。你可能认为运动和心理健康是非常重要的，的确，这两者都很重要，但事实上，成功变老的关键在于维持我们身体的四个储备因素：认知、身体、心理和社交，这四个因素对充满活力的生活至关重要。储备因素是一生健康的关键组成部分，在老年期尤为重要。四个储备因素的作用是即使我们的身体健康遇到挑战时，仍然能维持我们身体系统的平衡。正如您在本书中所看到的，随着年龄的增长，我们能做很多事情来提高我们的储备能力并保持我们的功能。

但我们做什么重要吗？我们为什么要关心这些？本书就是要告诉你为什么这些对你我都很重要。

作为一名神经内科医生，我一生都在研究大脑在健康和疾病状态下分别是如何工作的，以及如何在衰老的过程中增进大

脑的健康。在本书中，我将通过解释对健康老龄化至关重要的四个储备因素来展示我的研究成果。年轻时，我们的身体和大脑可以承受各种不良的习惯，包括过度的饮酒、熬夜和食用垃圾食品，这是因为我们年轻时身体有足够的储备能力让我们扛过去。但是，随着年龄的增长，身体的各种功能会逐渐减弱，我们的恢复能力也会受到影响，除非我们精心培育和关注这四种储备因素。

我将以一种通俗易懂的方式告诉你更多这方面的知识和其他相关知识，帮助你了解自己的大脑和身体，以及随着年龄的增长，你能做些什么来保持它们的活力。

六十岁之后的人生应该是最幸福的。在这段时间里，老年人不用工作，可以享受退休生活，与家人团聚，全身心地投入到特殊的兴趣爱好中。

但不幸的是，与衰老相关的神经退行性疾病往往会残忍地破坏这些幸福时光：阿尔茨海默病、帕金森病、肌萎缩性脊髓侧索硬化症（ALS）以及中风。在过去的45年里，作为一名神经内科医生，我一直致力于为这些患者看病，并与其家人沟通。

我在病人护理和研究方面的工作重点是改善老年人的健康状况，了解他们为什么会得这些病以及如何预防。我们的医学发展虽然在这五十年里有了很大的进步，但我们仍然不知道为什么有很多人会患上这些疾病。我之所以从事这项工作，是因为我们对这些疾病的了解太少，帮助病人的方法太有限。

多年来，我一直在宣扬“衰老并非不可避免”这一真理，我认为我们所做的一切会带来改变。我写这本书是为了阐明我的积极态度，就是可以通过做很多事情来改善自己的衰老过程。本书首先介绍了这些建议的科学依据，然后概述了随着年龄的增长，可以改善大脑和身体状况的具体行动。本书的目的是帮助你了解身体最重要也是最不为人知的部分：大脑。我还用比较大的篇幅讲述了大脑如何与身体的其他部分相互作用，以及我们对衰老的反应如何受到生活方式选择的影响。

我们如何才能理解大脑的工作及其与身体的关系呢？请看日常的一天。当我醒来时，我通常会知道现在是几点钟。不知不觉中，大脑已经计算出了大概的时间。我感知到房间的相对温度，并将双腿从床上移到地板上，这改变了我的重心，并且我可以坐起来。不管我在想什么，我的大脑都在计算这个普通的早晨需要做什么。我手脚的血流量得到了动态控制，这样我就不会失去太多热量。我走到厨房，把两块全麦面包放进面包机，这项工作需要手指、手腕、前臂和肩膀的肌肉参与，因此动作相当复杂。但不管动作多么复杂，对于一个正常的身体来说，这似乎一切都顺理成章。当面包片弹出、加热至完美且酥脆时，我在面包片上涂上无花果酱，走到餐厅，坐下来吃饭（请注意，全麦面包和无花果果酱的纤维含量都很高，我有点啰嗦了）。

在我起床吃早餐的同时，我的心脏正在适应它的要求，我的肝脏正在向我的血液输送葡萄糖。我的肝脏也在管理早餐中的营养物质，将能量储存为糖原，并将氨基酸和其他分子输送到身体的其他部位。我的肠道和其他部位的免疫系统正在监测微生物和微生物产物的状况，以提供针对潜在病原体（致病因子）的免疫细胞和抗体防御。此外，肠道中的微生物还与我的免疫系统相互作用，以便能限制导致疾病的炎性因子的发展。我的膀胱正在监测其内容物（尿液）。我的大脑忙于监控我的血容量、体温、血压、血糖、血钠含量（所有这些对生命来说都至关重要），并评估是否需要改变心率、心输出量、血管张力、出汗、水分摄入、排泄和姿势。

因此，在一个普通早晨的几个时刻，我的大脑对我的健康状况进行了多次复杂的计算。我身体的其他部位也一直忙着维持身体健康。我们都有一种错觉，那就是认为我们掌控一切，而实际上最重要的人类活动是自动的。作为人类，我们所能做的就是感知大脑和身体其他部分之间复杂的相互作用。这些无意识的行为让我们能够在一个充满无数刺激的世界中生存，但如果我们对每一个动作都关注的话，这些刺激就会加重意识的负担。

涉及醒来的这些过程都是相互关联的：大脑感知身体，身体对大脑做出反应。我们身上没有一个部分是真正独立的，就像没有一个人真正独立于他人一样。这种复杂的相互依存关系从一个人出生到他/她老去一直存在，这也是健康老龄化的关键。这个过程的中心是大脑。西班牙大脑科学家圣地亚哥·拉蒙·卡哈尔将大脑皮层比作是“一个长满无数树木的花园”。

构成大脑皮层之树的神经元是生命实体，它们会随着与世界和身体的相互作用而变化。它们就像大风中的树木一样生长并适应着自然。大脑皮层之树会随着我们使用它们的方式以及它们与身体其他部分的相互关系而改变。

法国生理学家克劳德·伯纳德（1813–1878年）对人体自我调节的过程感到惊叹。他创造了“内环境”（milieu interieur）一词来描述身体内部产生稳定和健康的相互作用。他说：“内环境（milieu interieur）的稳定是自由和独立生活的条件”。伯纳德是路易斯·巴斯德的朋友，他认识到大脑有能力对外部环境做出反应，并维持身体各过程的平衡。“因此，身体的平衡是由一个持续而微妙的补偿而产生的，就像最敏感的平衡一样”[1]。

伯纳德用“平衡状态”来比喻“内环境”时时刻刻都存在着潜在危险。也就是说，我们可以想象有一个两臂的天平，它可以将一种物质或物体的重量与另一种物质或物体的重量进行比较（平衡状态）。事实上，我们身体平衡的内部过程更为复杂且涉及多个方面。我们身体的所有部分都是相互关联和相互依赖的。我们内部结构的平衡涉及无数个变量，例如体温、血压、心率、红细胞和电解质（例如钠、钾和氯化物）的循环浓度，以及无数其他的变量。此外，平衡身体心血管系统稳定性的相互作用也不只是变量的增加或减少。通常，这些平衡过程涉及调节器官的兴奋性和其他方面及其相互作用。一个健康且平衡的身体涉及身体所有过程的平衡，包括应激反应和身体屏障的维护。

身体在相互依存的多种因素之间保持稳定的能力被称为“内稳态”，它描述了允许身体功能稳定的过程（沃尔特·坎农在他的《身体的智慧》一书中普及了内稳态的概念，首次出版于1932年）。内稳态这个词来自“homeo”（类似于）和“stasis”（静止）。健康的衰老过程要求我们保持这种稳定性，尽管随着年龄的增长，我们都面临着各种功能衰退带来的挑战。

经过数百万年的进化，我们的身体已经进化出精确监控和自我调整的能力，以此来应对内外部条件的变化。大脑虽然在很大程度上负责监控身体各系统的平衡，但它也依赖于身体的协调功能。大脑并不能单独工作，它与循环系统、胃肠道、免疫反应和其他过程之间存在着重要的相互作用。随着年龄的增长，这些相互作用的结果变得更加微妙。大脑与其他器官之间的相互依存关系，以及我们自身与他人之间的互动关系，是保持健康和适应的关键所在。

大脑与其他器官之间的相互依存关系，以及我们自身与他人之间的互动关系，是保持健康和适应的关键所在。

读完本书，您将更好地理解大脑、身体、物理环境和社会

之间的相互作用，它们决定着健康、疾病、适应性和寿命。这个讨论的精彩之处在于，它可以引导人们采取行动来提高生活质量，避免疾病，增强体质，并找到衰老的生命意义。

人们之所以没有认识到这些相互作用的关键性，一个主要原因是在生命的早期我们的储备能力非常高。年轻人的身体非常好，对不健康行为造成的损害有很强的抵御能力。他们往往可以承受部分功能的丧失，而不会受到明显的影响。由于进化的原因，年轻人虽然存在一些不良的生活习惯，但并没有对健康造成明显影响。随着年龄的增长，我们的储备能力会下降，这时身体各部分之间的相互依存作用对于健康来说就变得至关重要了。储备力量的概念来源于军事方面"后备力量"的概念，即"暂不采取行动，以作为日后的增援部队"（《牛津英语词典》在线版）。后备力量随时准备行动，并在需要时提供服务。同样，我们的储备因素也能让我们对生活中出现的挑战做出灵活的应对反应。

这里的关键词是"注意力"和"态度"。当我继续吃早餐时，我会做出哪些更佳的饮食选择？在一个平常的日子里，我会参与认知和体力活动吗？关注日常生活方式的选择对健康的影响是一生中都必须重视的事，对于老年人来说尤其重要。我对衰老的态度会是消极的吗？我认为衰老的过程很颓废吗？还是我可以换一个态度，感激生命赋予我的这个衰老的机会？

我们对生命和功能奇迹的认知取决于我们对生命的态度，以及我们欣赏衰老机会的能力。如果我们以欣赏的态度来对待衰老，我们所做的事情就会与众不同。这本书就我们每个人可以做些什么来优化我们的衰老体验提供了详细的建议。尽管我们无法阻止所有与年龄相关的功能衰退，但我们可以延缓其发生并减少其对我们生活的影响。

罗伯特·弗里德兰

肯塔基州路易斯维尔市

目录

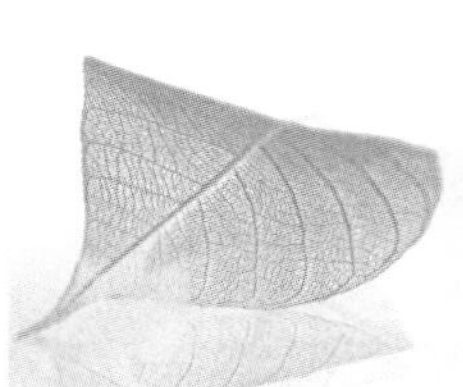

第一部分

基础知识：关于衰老，我们需要了解什么？

第1章　衰老并非不可避免，而是一种机遇

> 我们最大的自由是选择态度的自由。
>
> ——维克多·弗兰克尔，奥地利精神病学家，《活出生命的意义》一书的作者

一位94岁的商人来找我做年度体检。三年来，他每年都来找我看病，每次都有同样的抱怨。他说："我得了老年痴呆"。我问他为什么认为自己得了这种病。他说："我不记得《红与黑》[注1]是谁写的了"。

我采用标准的血液检测和认知功能评估（记忆和推理测试）对他进行了第三次评估。一年前，脑部磁共振成像显示他的脑部出现了一定程度的萎缩，这在他这个年龄的健康人中很常见。记忆力和认知能力测试显示，他的记忆力和认知能力与前一年相比并没有下降，也没有发现明显的问题。他还说自己膝盖疼痛。"你的膝盖一般都是什么时候疼？"我问道。他回答说："当我爬四层楼梯去我办公室的时候。"

[注1]　法国小说家司汤达1830年写的一部历史小说。

我告诉他说，记不住《红与黑》的作者并不是老年痴呆的征兆。虽然我对他锻炼身体的习惯表示赞赏，但我还是建议他乘电梯，而不是爬四层楼的楼梯。我注意到他前两年的就诊情况与这次十分相似，每次他都很担心自己的记忆力和身体机能。

我告诉他，随着年龄的增长，大脑和身体都会出现很多衰老迹象，像他这样已经相当不错了。在美国94年前出生的所有男性中，只有8%的人还活着，活着的人中也只有不到一半的人还能独立生活，他们中很少有人会有办公室，并且还能爬上四层楼。

对于一个人来说，了解他/她自己在生命周期中应该具备的相对应的自然生存状态很重要。

我鼓励他结合自己优秀的生存能力以及认知和身体技能的总体情况来正确评估自己某些能力的丧失情况。我告诉他，不要指望94岁时的记忆力还会像49岁时一样好！

我们对某种情况的反应在很大程度上会受到我们的期望的影响。如果对某一事件的预期是消极的，我们就会产生偏消极的看法；反之，如果我们的预期是积极的，我们的看法就会偏积极一些。因此，正视我们对衰老的期望是什么至关重要。

在本章中，我们将首先谈谈我们对衰老的期望和目标是什

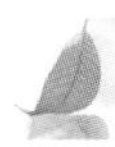

么，并了解随着年龄的增长，身体会发生哪些变化。我们还将回顾免疫系统在衰老过程中的重要作用，以及如何选择一些富有成效的方法来帮助我们改善衰老的过程。

我们衰老的目标是什么？

当我们在面对衰老带来的改变时，有必要先问问自己的期望是什么。我们是否能面对正常的衰老过程，即所有器官系统功能的衰退伴随着死亡风险（死亡率）和疾病风险的增加？仔细想想正常的衰老过程中会发生什么。大多数65岁以上的美国人都患有高血压。大多数人说他们的健康状况不佳。65岁以上的人平均患有两种以上的慢性疾病。根据美国社会保障局（www.ssa.gov/OACT/TR/2021/index.html）的数据，超过40%的75岁以上老人身体机能不佳，50%的85岁及以上老人在日常活动中需要其他人协助。表1总结了随着年龄增长而发生的变化。

我们的目标不是任由自己"正常衰老"，而是要做出一些改变，从而让自己"健康地衰老"。

我提出了三个老龄化目标（表2）。前两个目标很多人都相当认可，但对于第三个目标，很多人可能并没有正确的认知。衰老的第一个目标就是活下去。这并不是否认死亡的必然性，而是要说明一个明确的事实，即大多数人都希望继续活着。我们大多数人都希望可以从今天活到明天。

同样，我们都有衰老的第二个目标，那就是不生病。一个

30岁的女性希望自己能活到70岁（当然，还可以活得更长），而且在这期间，她不会被癌症、冠心病、老年痴呆或其他与年龄有关的疾病所困扰，这完全是合理的。

表1 身体和大脑随着衰老而发生的变化

降低

- 回忆、推理、空间感、感知速度和计算能力
- 学习和处理事情的速度
- 空间记忆和工作记忆
- 大脑大小和突触密度
- 与记忆和学习有关的神经递质（尤其是乙酰胆碱）的分泌
- 大脑白质中的髓鞘
- 外周神经冲动传递的速度
- 脑血流量以及氧气和葡萄糖的利用
- 5-羟色胺和多巴胺受体
- 视觉敏锐度、深度知觉、对比敏感度和暗适应
- 前庭功能（耳部的平衡机制变差）
- 内耳毛细胞、耳蜗神经元和高频听力
- 辨别声音来源和噪音来源
- 脚的振动感觉
- 运动耐力
- 心脏中的起搏细胞（更多心房颤动）
- 心脏舒张能力、最大心率
- 对血压变化的敏感性，体位改变、失血或脱水、发烧、败血症或服药时出现低血压的可能性增加
- 肺的弹性
- 呼吸肌的强度和呼吸能力
- 性激素
- 胰岛素反应性
- 应激反应的调节能力
- 肾脏滤过血液、稀释和浓缩尿液的能力（脱水风险增加）

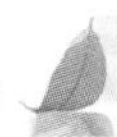

续表

- 口渴感
- 水调节能力
- 体内总水分
- 肌肉质量和力量
- 骨骼强度
- 最大耗氧量
- 肠道吸收、收缩、血流和消化酶分泌
- 肠道微生物多样性

增加

- 所有结构和功能检测的变异性
- 有毒的错误折叠蛋白在大脑中聚集
- 血液和大脑中的炎症反应[2]
- 身体脂肪
- 反应速度
- 词汇量、语义知识（晶态智力、知识积累）
- 脱水和血钠水平过高或过低的风险
- 血管硬化和高血压风险
- 跌倒的可能性
- 患脑、肺、心脏、血液等多种疾病的风险，胃肠道、血液循环、皮肤和其他器官疾病的风险

表2　老龄化的三个目标

1. 不死（活着）
2. 不生病（没有疾病）
3. 健康（增强和维持身体功能，拥有强大的认知、身体、心理和社会储备能力）

让我们在这些目标的基础上再增加一个维度，让自己的衰老不同寻常。

老龄化的第三个目标是在晚年保持高水平的功能（体能），保持良好的健康状况来应对功能的丧失。

衰老的第三个目标就是在晚年维持高水平的功能（体能），保持良好的健康状况来应对功能的丧失。试想，如果两个70岁的人都完成了衰老的前两个目标（即他们都活到了70岁，并且没有出现上述疾病），然而，其中一位可能走不了多远就会髋部疼痛和呼吸急促，不能再打高尔夫球或游泳，运动耐受力下降，对应激的不良影响的抵抗力降低；而另一位70岁的老人则身体健康，愉快地参加有意义的活动，具有良好的抗压能力。他们两个哪个人的生活质量更高呢?

随着年龄的增长，我们都会面临生理和心理上的挑战。在这些挑战中生存和保持健康的能力是应对衰老的关键因素。

关注老年生活质量的人必须同时考虑所有三个目标。那么如何才能实现活着、健康和长寿这三个目标呢?也就是说，怎样做才能提高长寿且无病的几率呢?同样重要的是，需要问自己怎样做才能在年老时提高体能和恢复力（抵抗功能丧失的能力）的上限。抵抗功能丧失的能力也可称为储备能力。本书提出了多重储备理论（第2章），论述了认知、身体、心理和社会这四种储备因素的概念，所有这些因素都是成功实现衰老三大目标的关键。

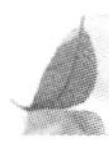

避免死亡和疾病这一想法没啥问题，但这还不够全面。

避免死亡和疾病这一想法没啥问题，但这还不够全面。问问斯特鲁德·布鲁格一家就知道答案了。在乔纳森·斯威夫特1726年的讽刺小说《格列佛游记》中，主人公访问了日本附近的卢格纳格国，在这个国度中偶尔会有婴儿出生时左眉上方有一个红点。这些婴儿被称为“斯特鲁德·布鲁格”，而这个红点预示着他们永远不会死去。起初，格列佛认为这种长寿是一种巨大的恩赐，能带来巨大的智慧和财富，但后来他意识到，这些可怜的不死生物也会正常地老去，一路上逐渐遭受悲剧性的残疾，却没有死亡的恩赐来结束他们的痛苦。斯威夫特的小说有力地说明了这样一个现实：活着并不是衰老的正确目标。在他78岁因痴呆去世之前，他饱受病痛折磨，也印证了“痛苦地活着”是件很糟糕的事[注2]。

“内稳态”指的是负责管理和调整身体活动以保持稳定和抵御挑战的全过程。一定要在“不得病”的概念之外来谈“内稳态”这个问题，因为健康不仅仅是没有病。这一点可以用“健康本源学”一词来说明，它描述的是促进和维持健康[4]。这与发病机制形成鲜明对比，发病机制指的是疾病的发生和促进疾病发生的因素。“健康本源学”阐明了一个重要的概念，

[注 2]　参考文献 3 中讨论了斯威夫特的记忆障碍。

即健康不是一个被动的过程，我们可以通过控制决定健康的因素来改变现状。同样，应关注“健康寿命”而不是“寿命”的概念表明，我们的目标应该是获得有意义的生存年限，而不仅仅是生存年限本身[5]。

“健康本源学”阐明了一个重要的概念，即健康不是一个被动的过程，我们可以通过控制决定健康的因素来改变现状。

由于随着年龄的增长而导致功能减退的身体系统都是相互依赖的，因此功能减退会对整个身体产生放大效应。身体各系统之间的相互作用不仅会影响我们对疾病的易感性，还会影响我们衰老时的功能。认识到这种相互依存关系是正视衰老的关键因素，也是本书的重点所在。

衰老并非不可避免

正如我们稍后将看到的，老年人抵抗疾病和保持健康的能力，不仅取决于疾病本身，还取决于个人适应能力的储备因素（如第2章所述）。正是我们的储备因素维持着身体机能的平衡，即使在面临疾病和其他压力来源等挑战时也是如此。我们的储备能力是对抗功能丧失的另一条有用途径。维持健康是一个积极的过程，在很大程度上取决于我们的活动、注意力和态度。

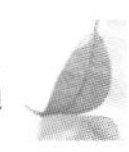

现在流行的一句话“衰老是不可避免的”，说明了我们对待衰老的态度并不太积极，以及这种态度有很大的误导作用。但这种说法已被大多数人认可。最近一篇关于衰老和心血管系统的综述（2020年）指出：“衰老是生命中不可避免的一部分”[6]。我不同意这种说法，因为有些人寿命很短，还没有经历衰老的过程就已离世，因此，衰老并非不可避免，因为并不是每个人都会经历衰老。

衰老并非不可避免，因为并不是每个人都会经历衰老。

戴安娜王妃36岁去世，约翰·肯尼迪47岁去世，小马丁·路德·金39岁去世，他们会如何看待“衰老是不可避免的”这一观点呢？我们知道有些人寿命很短，所以我们必须得出结论：衰老并非不可避免。另一方面，衰老也是一种机遇。换一种说法，每个人今天肯定都会比昨天老了一天，但不是每个人明天都会比今天老一天，因为我们能否活到明天是个未知数。

衰老并非不可避免，原因之一是许多人并没有达到被认为“老”的年龄（在西方文化中通常为65岁）。在美国，只有86%的人能活到65岁以上。同样，即使对65岁的人来说，衰老也并非不可避免，因为很多人不一定能活到80岁。在撰写本书时，我查了美国社会保障局的数据，一个健康的65岁男性活到80岁的概率为62%，一个健康的65岁女性活到80岁的概率为71%（见www.ssa.gov/OACT/TR/2021/index.html）。

其次，最重要的是，衰老并非不可避免，因为随着衰老而出现的功能衰退往往是可以避免的。这就是衰老的事实。

例如，一位60岁患有冠心病的女性可以通过锻炼、服用他汀类药物、改善饮食、减少饮酒和戒烟来改善心功能，这样到70岁时，她的心功能可能会比60岁时更好。但这并不意味着所有与年龄有关的变化都可以预防，我们看到的许多随年龄增长而出现的功能衰退并不仅仅是衰老造成的，而是不良生活方式造成的，而改变这些生活方式是可以取得显著效果的。

如何增加长寿的机会？

既然许多人没有机会变老，我们就不应该认为我们活着是必然的。我们应该思考怎样才能增加延长寿命的机会。为此，我们都应该问自己两个关键问题：

- 考虑到我们一直在讨论的健康是各种因素相互依存的内稳态，我们怎样才能通过改善生活方式来提高我们生命的质量和长度？
- 我们怎样才能最大限度地发挥生命的意义，充分利用衰老带来的机遇[7]？

许多人，包括一些医疗专业人士，对衰老的负面看法令人震惊。《柳叶刀》杂志在2020年发表了一份题为“没有痴呆的衰老：通过改变社会心理和生活方式体验能带来不同

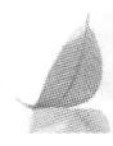

吗？”[8]的报告，作者都是老年医学领域的领军人物，他们认为“衰老是由于基因和环境的改变所导致的生物缺陷的累积，这些改变破坏了机体的内稳态，最终逐渐导致不可避免的身体和认知障碍”[8]。

我们可以花点时间来解读这段话。在衰老过程中，身体机能的缺陷与基因和环境有关。这些机能衰退会影响人体维持健康的能力。这一句的说法没有问题。问题出在最后一句话中，作者认为“身体和认知障碍”是不可避免的。其实不然。

正如您将在下面的章节中看到的那样，许多老年人并没有出现认知障碍，而且随着年龄的增长，人们可以通过体育锻炼来增强肌肉质量和提高认知能力。衰老的一个显著特点是，即使到了生命的后期阶段，仍有一些恢复机制可以帮助我们保持功能，应对机体结构的衰退。

虽然衰老确实会导致机能下降，但这些下降不一定会造成身体和认知障碍。例如，一个50岁的跑步者在60岁之前的10年中，通过加强训练，其成绩可能会有所提高。虽然人们学习乐器最好的时间是在童年，但也可以在成年后。一个50岁才开始学习小提琴的爱好者可能不会与纽约爱乐乐团一起演奏，但是她通过教学和练习，仍可以获得足够的技能，从而发展出从音乐创作中获得数十年快乐的潜能。许多老年人一生都在努力工作，他们发现晚年是最快乐的。

要想改善我们的衰老过程，前提是必须认真思考衰老对我们的影响。

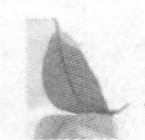

衰老是怎么回事？

现在我们了解了这三个目标以及“衰老并非不可避免”这一概念，接下来还得考虑人类衰老的现实。衰老是怎么回事？

随着年龄的增长，身体各个系统功能都在下降（见图1和表1）。但重要的是要明白，这种功能减退并不是一种疾病，它因人而异，而且不一定会导致活动障碍。虽然每个器官的功能都会随着年龄的增长而减弱，但这种减弱的过程也因人而异[10]。这意味着，如图2所示，步行速度通常会随着年龄的增长而下降，但并非每个人都是如此。虽然大多数年轻人的步行速度相似，但有些老年人的步行速度却和年轻人一样快，而有些老年人的步行速度则明显减慢。许多老年人在晚年仍然可以走得很稳当。不仅仅是行走速度，老年人身体结构和功能的各项指标的变化也比年轻人大。这是一个强有力的证据，说明伴随着年龄增长的功能衰退并非会发生在每个人身上，我们如何应对衰老的过程非常重要。

对于衰退过程中功能下降这一问题也应该有清醒的认识，在许多情况下，我们可以通过选择健康的生活方式来维持正常的功能。例如，30%～50%的百岁老人（100岁或以上）认知功能完好。虽然肌肉质量会随着年龄的增长而下降，但有些人即使过了65岁，肌肉质量仍然很好。在对老年人的研究中发现，一些随着年龄增长而出现的功能下降现象并不只是由衰老引起的，而是由疾病的早期阶段造成的，这些疾病可能尚处于比较早的阶段，难以发现（如阿尔茨海默病）[12]。

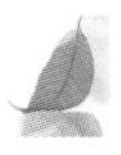

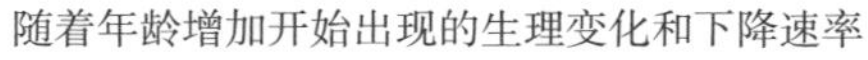

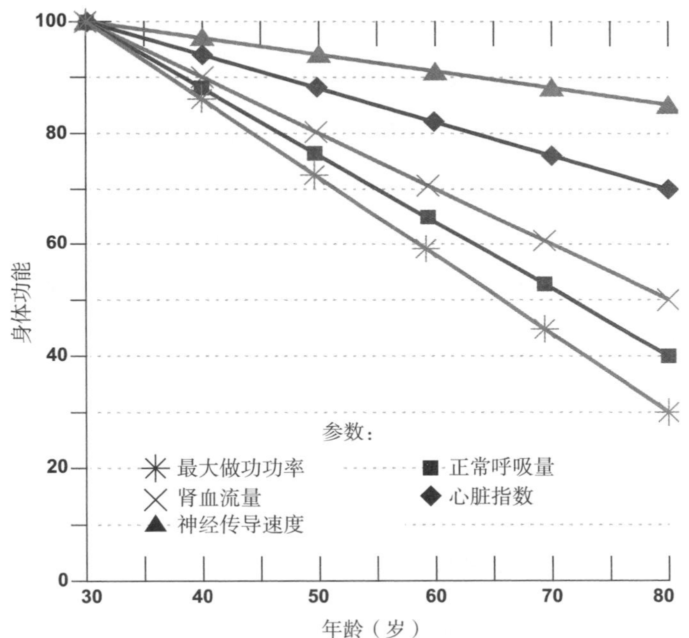

图1　身体功能随着年龄增长而衰退

所有身体功能都会随着年龄的增长而衰退。包括最大做功功率、肾血流量、最大呼吸量、神经传导速度、心输出量以及许多其他功能。这些线条表示的是从20～30岁到80～85岁期间的功能相对下降。这些变化并不代表疾病，并且每个人的变化程度也不同（经授权改编自参考文献9）。

大脑随着年龄增长而发生的变化：大脑的体积会减小，这在与学习和记忆相关的大脑区域更为明显。包裹在神经元轴突外面的髓鞘结构衰退，便会激活大脑中的免疫系统，进而对损伤进行修复。但随着清除有害分子的能力受损，突触（神经细胞之间负责交流的间隙）减少，在大脑中出现了蛋白质的异常聚积。随着年龄的增长，大脑蛋白质的折叠也会出现异常（这是衰老的一个关键概念，将在第5章中讨论）。大脑中的炎症会产生影响学习能力的相关有害分子。随着年龄的增长，大脑中所有这些与年龄有关的变化都会导致认知功能丧失。工作和家庭中的认知活动可以帮助延缓这些变化，增强我们的认知储备；这些活动也与心理因素和社会交往密切相关。此外，最近还发现，大脑中参与学习和记忆的重要免疫细胞会受到肠道细菌（我们的微生物群）的影响，而这些微生物群是由我们喂给它们的食物（我们的饮食！）控制的。因此，微生物群也是我们身体储备的关键组成部分。

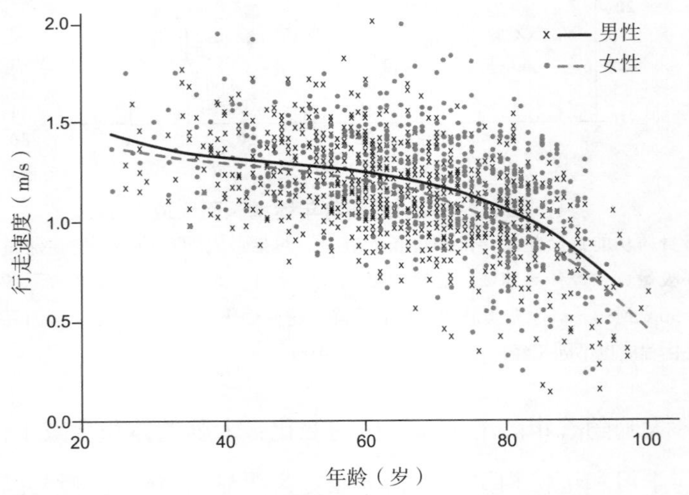

图2　随年龄增长而出现的行走速度的变化差异

通常步行速度会随着年龄的增长而下降，尤其是65岁以后。不过，也有很多65岁以上的人步行速度正常。年轻人的数据几乎都接近平均值，而老年人之间步行速度的差异则要大得多。这种随年龄增长而出现的行走速度下降的差异性在身体功能的各个方面都是如此（经授权改编自参考文献11）。

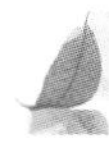

我们需要重点关注随着年龄的增长免疫系统发生的变化，因为随着年龄的增长，免疫系统是保持功能的关键。此外，我们还可以通过行动来改变免疫系统，这一点我们很快就能在后续的章节中看到。

衰老中的免疫系统

免疫系统是一个由细胞和分子组成的复杂网络，它让我们免受感染，并协助维持人体结构，在人体和大脑的衰老过程中发挥着至关重要的作用。炎症反应是一种保护机制，使我们能对抗感染，抵御致病因子。先天性免疫指的是系统提供的最初的快速防御，与以前的接触无关，没有记忆功能（再次接触致病因素会发生相同的反应），只持续几天（如身体对感冒的最初反应）。

适应性免疫系统发展较慢，涉及免疫细胞，并且会持续终生（如接种疫苗）。随着年龄的增长，先天性免疫系统可能会被激活，这在许多神经系统和全身性疾病中都能发现，被称为“炎症反应”[2]。当炎症反应无效，病原体进入、复制和破坏组织时，就会出现问题。然而，当炎症反应过度时也会出现问题。免疫机制可以是活跃的（促炎），也可以是调节性的（抗炎）。

随着年龄的增长，炎症因子逐渐增多会导致身体出现调节机制不足的情况。这种轻度炎症过程与多种老年疾病有关，如心血管疾病、中风、糖尿病、阿尔茨海默病、帕金森病和癌

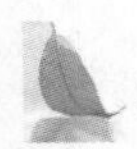

症[2]。慢性轻度炎症会导致身体局部区域的细胞损伤，也会影响远隔部位的细胞代谢过程。此外，大脑中生长因子的产生可能会受到炎症的影响，炎症因子可能会损害神经元，增加与许多老年性脑部疾病相关的错误折叠蛋白产生，并增加自由基的聚集。自由基是新陈代谢过程中产生的具有未配对电子的高活性分子，会损坏其他物质，如碳水化合物、DNA和蛋白质，并损害细胞结构，如作为细胞能量来源的线粒体。

大脑的炎症与身体的炎症息息相关。最奇妙的是，肠道中的细菌会对大脑和身体的这些过程产生强烈影响。饮食不当会促进肠道有害细菌的生长，从而加剧炎症，导致身体和大脑出现过度的炎症反应。而促进健康的细菌的存在可以减轻炎症，这与健康的饮食有关。这就意味着，我们的饮食是会导致不健康的促炎症状态，还是会促进健康的调节状态、抗炎状态，取决于我们的饮食是否健康。

血脑屏障保护大脑免受血液循环的影响，血脑屏障严格控制分子和细胞从血液到大脑的进出，反之亦然。尽管有血脑屏障的作用，大脑中仍有大量免疫细胞（小胶质细胞），它们从出生时就存在，并定期穿过血脑屏障，监测大脑的健康状况。最新研究表明，学习和记忆以及保护大脑免受病原体侵害都需要这些免疫细胞。

随着神经元的衰老，它们会释放出增加大脑炎症反应的因子，而炎症通过激活免疫细胞和相关分子对大脑造成损害。这些过程受遗传和环境因素的影响，包括饮食和微生物群（居住

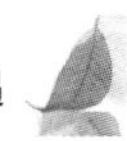

在我们体内和体表的所有微生物），而控制这些过程的是一个微妙的功能平衡。严重的炎症可能会导致神经退行性变[13]。炎症也会直接影响大脑，如脑膜炎、脑炎或脑脓肿。大脑中没有复制功能的休眠微生物也会在没有活动性感染的情况下影响炎症的过程。即使微生物没有复制功能，微生物的DNA也可以植入人体的DNA序列，影响新陈代谢。身体其他部位的炎症也会通过炎症细胞和分子进入大脑而影响大脑的状态。

随着年龄的增长，大脑中炎症反应的平衡往往会变得难以调节。这可能是由于大脑对有毒分子的清除不畅、炎症分子的产生增加、蛋白质折叠异常、神经保护因子（生长因子）减少以及肠道微生物的变化造成的。

这些因素会形成一个危险的前馈循环，炎症反应会导致更多的蛋白质错误折叠，从而引发更多的炎症。这些影响炎症和蛋白质折叠的过程与我们一生中的活动有关，包括接触有毒物质（如烟、酒、毒素和化学品）、不良饮食、头颅受伤以及缺乏体力和脑力活动。这意味着，随着年龄的增长，我们可以通过选择正确的生活方式来降低发生炎症的风险。虽然随着年龄的增长，大脑清除折叠错误的蛋白质的能力会下降，但我们仍有可能提高这种能力。健康的饮食方式以及脑力和体力活动（见第20章）都有助于控制炎症过程。

随着年龄的增长，炎症的管理对维持功能和避免疾病都很重要。为什么这些问题对老年人特别重要呢?

人类进化过程中大部分时间的预期寿命都不长

进化并没有让我们为长寿做好准备。了解人类的进化过程对于理解人类的衰老至关重要，所以我们简单地来探讨一下。据估计，我们这种物种——智人，是地球上最年轻的生命形式之一。作为一个物种，我们可能只有大约10万年的历史。乍一看，这个数字似乎很大，但相比之下，黑猩猩——我们的近亲——有500万到700万年的历史。所以，黑猩猩在地球上存在的时间比我们长60倍。在几乎整个人类历史中，我们都是以狩猎采集为生的，这与我们今天的生活方式截然不同。狩猎采集者是通过狩猎和捕鱼来收获野生食物的游牧民族。我们继承的基因是自然选择的结果，因为它们有助于我们祖先的生存。他们生活的那个世界与我们今天生活的世界几乎完全不同。坦白地说，我们的基因并没有让我们为现代生活做好准备，正如你将看到的那样，也没有让我们为老年生活做好准备。

在人类历史的大部分时间里（也许史前的说法更准确），因为传染病、受伤和资源匮乏，很少有人可以活到很大岁数，只有一小部分人能活到65岁以上。但从1990年到2020年，65岁及以上的美国人占总人口的比例已从4%左右上升到近20%。目前，世界上约有9%的人口年龄在65岁以上。在人类历史的大部分时间里，活到65岁或65岁以上的人口比例只占3%。对远古部落的牙齿的研究表明，很少有人长寿。事实上，人类历史上大部分的预期寿命都在25岁左右。这就是说，基因遗传并没有让我们为衰老做好准备。

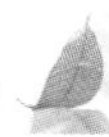

这就是说，基因遗传并没有让我们为衰老做好准备。

简而言之，人类的进化并不关注我们能否活到老，进化的关键是将基因遗传给下一代。就进化而言，我们必须活得足够长，这样有足够的时间生儿育女，我们的基因才能遗传下去。是否能活到老并不影响我们基因的遗传。

这不是一个伦理或道德问题，这只是自然界选择的运作方式。因此，通过自然的负选择，将只能活到20岁的个体的基因在人群中淘汰，这是因为具有短寿基因的人只能抚育很少的孩子。另一方面，那些能使人活到40岁以后但可能活不到70岁的基因则不会受到这种负选择的影响，因为很少有人在40岁以上生孩子，换句话说，那些能使人活到40岁到70岁的基因不会被负选择，因为它们不会增加或减少后代的出生率和存活率。当然，有助于提高早期存活率的基因很可能也会继续提高以后的存活率。但是，那些对生命早期具有微小的积极效应，而对晚年有负面影响的基因将受到进化的青睐，因为儿童比老年人多得多。

科学家们一直在争论是否因为祖父母的智慧和对世界的了解而帮助子孙后代生存下来[14]。尤其是祖母，人们认为是她们加强了文化知识的传播和复杂的社会联系。虽然这是正确的，但必须考虑到的一个事实是：远古时期老年人和可能残疾的老年人会争夺稀缺的食物资源，这可能会降低他们后代的存活率。

让我们在过去10万年的人类历史背景下来考虑衰老，因为那正是我们的基因被选择的时候。我们的祖先没有燃气、电、书籍、杂货店、医院、医生或手机（即使是农业也只有大约1万年的历史）。正如我们上面提到的，我们的基因之所以被选择是因为它们适应了大约10万年前生活的环境，而不是因为它们适应了现在的环境。例如，我们遥远的祖先所经历的最重要的营养问题是没有足够的食物。我们祖先吃的食物不像如今含有那么高的卡路里——他们吃更多的蔬菜、更少的肉，不吃加工食品。相比之下，如今中高收入国家最重要的营养问题是吃得太多了。我们经历的营养过剩的时间还不够长，不足以形成有效的遗传机制来保护自己免于暴饮暴食。同样，我们的祖先也是迫不得已才进行狩猎、农耕等体力劳动的，否则，他们就没有吃的甚至会饿死。即使在今天，世界上仍有许多人需要每天走到很远的地方才能找到水源。

因此，进化是有利于年轻人的。老年人的情况则不同——很多人40岁或50岁以后就会饱受各种疾病的困扰，因为50岁以上的人并不能很好地避免疾病和功能丧失。但这并不意味着衰老本身就是一种病，只是随着年龄的增长，健康的平衡变得更加难以维持。现在做一个更形象的比喻——想象一下一群70岁的老人在进行一场美式橄榄球比赛，其结果肯定是，经过几轮进攻和防守，每场比赛结束后，场上会放

满担架，救护车也需要排长队。

这里的大背景是，在10万年的人类历史中，活到晚年是一个相对罕见的事件。直到20世纪，仍然很少有人能活到老。由于上面讨论的进化因素，老年人还没有准备好如何面对外界的压力。因此，老年人有必要考虑他们生活方式的选择对四个储备因素和对抗衰老的能力的影响。认识到这些因素对于我们理解各种活动对衰老的影响是很重要的。

显然我们的祖先比今天的许多人更喜欢运动，那么他们的精神活动也更活跃吗？多年前，我和儿子在犹他州大峡谷旅行。尽管有向导，但我们还是在峡谷深处迷路了，太阳落山时，我们离营地还有两英里远。当时一片漆黑，我们也没有手电筒（带照明的手机也是20年后才出现的东西）。经过一个多小时艰难的攀爬，我们终于看到一轮满月出现在正上方，照亮了我们返回营地的道路，也让我们可以避免踩到响尾蛇。走着走着，我突然想到一个问题：月亮是沿着与峡谷平行的路照过来的，这样就能见到几个小时的月光；如果我们是沿着与峡谷垂直的路线行进，那月亮的光芒很快就会消失？我意识到，这是我有生以来第一次关注月亮在天空中行进的轨迹。相比之下，两万年前，我们的祖先对月亮周期的认识对他们的生存至关重要。

我们的祖先很可能比今天的许多人的精神活动更活跃。为了每天与大自然亲密接触，一个人需要不断地了解环境。在没有农业、冰箱和杂货店的情况下，祖先们需要知道哪里可以找到食物，如何跟踪、杀死和屠宰动物，什么是安全的，什么是有毒的，以及一年中的什么时候可以找到食物。同样重要的是，还要防范来自邻居、捕食者、昆虫、天气和其他危险的威胁。为了保护自己，他们需要了解这个世界。在今天，对自然世界如此细致的认识已经不是生存所必需的了。例如，我有一个非常可靠的方法来判断蘑菇是否可以安全食用。我知道吃某些蘑菇会对肝脏造成致命伤害，我评估蘑菇是否安全的方法很简单：如果它没有塑料包装袋，也没有在商店卖，我就不吃。学习识别蘑菇对我的祖先很重要，但这不是我的必备生存技能之一。

这些进化方面的考虑应该成为我们关注四个储备因素（认知、身体、心理和社会）的框架。因为自然界进化的“设计”并不是为了长寿，所以我们必须做好准备，利用所掌握的一切资源来抵御年龄增长时所面临的挑战。我们需要这些储备因素来有效应对所遇到的各种身体和精神压力。复原能力需要大脑、身体和社会关系中的丰富资源，以及应对生活事件的健康方式。

结论

1884 年，美国诗人詹姆斯 · R. 洛厄尔（James R. Lowell）在谈到民主进步时说过这样一句话：“与不可避免的事情争论是没有用的。面对寒风，唯一的结论就是穿上大衣”。因为衰老被认为是不可避免的，所以人们认为其表现形式无法改变。

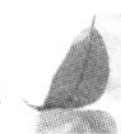

但如果了解了衰老并非不可避免，那么我们就能为人生旅途中的关键时期做好准备。我们不仅可以穿上隐喻的大衣来保护自己免受衰老的侵袭，还可以做一些事情来改善我们自身衰老过程的程度和特征。

我曾想把这本书命名为《与衰老有关的争论》，来说明我们需要积极参与衰老过程的必要性，而不是只作为一个被动的旁观者。要想在衰老过程中保持健康和活力，让生活充满意义，就需要我们对那些积极的因素给予关注，这些积极因素不仅能保护我们免受衰老之风的侵袭，还能改变衰老的风力和表现形式。

（郗光敏）

第2章　多重储备因素理论

> 教育就是当我们忘记了所学的东西之后，仍然存在的东西。
>
> ——伯尔赫斯·弗雷德里克·斯金纳（1904–1990年），美国新行为主义的代表人物，心理学家

我们刚刚介绍了衰老是如何给我们的生存状态和身体功能带来重大挑战的。储备因素的概念让我们了解到应对这些挑战所需的资源。随着年龄的增长，我们的身体需要这些储备因素迅速发挥作用，帮助我们应对生活中的各种压力。

我认为，四种储备因素可以维持我们的功能，使我们能够应对身体功能的衰退和各类生活事件：

1. 认知储备　是指大脑能有效工作，执行其高级功能，并在应对挑战时保持良好复原力的能力。

2. 身体储备　是指身体所有系统（心血管、肺、肌肉骨骼、胃肠道、微生物群等）在应对衰老和压力引起的变化的情况下表现出的良好能力。

3. 心理储备　是指我们保持健康的心理功能，避免激动、焦虑、抑郁和其他不健康的心理状态的能力。

4. 社会储备　是指我们的人际网络和支持系统，以及我们

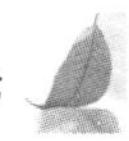

与他人和社会联系的能力。

我们可以举例说明储备因素的概念。想象一下，如果罗杰·费德勒（职业网球运动员）在一场网球比赛中被迫背着一个50磅重的包，他的体力肯定会下降，但不会像每周运动一次的运动员下降得那么明显。我勉强算得上是个业余网球运动员。如果我被迫背着50磅重的包，我的体力会比罗杰·费德勒下降得更快，因为与多次赢得澳网、温布尔登和美国网球公开赛冠军的人相比，我的身体储备能力要低得多。这是因为我是一个不太有天赋的网球运动员（你应该看看我的反手），而且身体素质也比费德勒差。总之，我的身体储备能力比他低。

所有四种储备因素都直接有助于保护大脑免受阿尔茨海默病的侵害，并能改善衰老所带来的认知功能变化。所有这些因素都能帮助我们在面对可能损害认知的考验时维持功能。我们将从认知储备开始讨论四个储备因素。

认知储备因素

我们的大脑越健康，就越能承受衰老或疾病带来的损害。

20世纪80年代，我的导师罗伯特·卡兹曼（Robert Katzman）与纽约阿尔伯特·爱因斯坦医学院（Albert Einstein

College of Medicine）的其他同事一起研究发现，受教育程度高对阿尔茨海默病的发病具有保护作用。与受教育程度较低的人相比，受教育程度较高的人患病风险较低，而且发病年龄较晚。教育带来的优势最初被称为“神经元储备”。近来，它被称为认知储备，也被称为大脑储备、脑储备、认知灵活性或复原力（见图3）[15]。

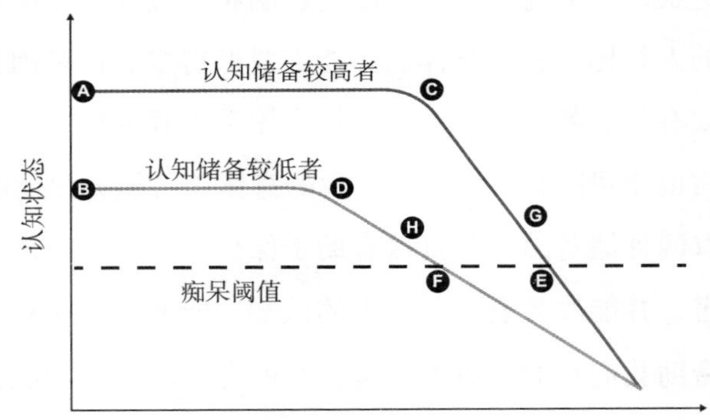

图3　认知储备因素

认知储备较高的人起始认知功能水平（A）高于认知储备较低的人（B）。因此，认知储备高的人会比认知储备低的人（D、F）更晚表现出认知状态衰退（C），并且更晚出现痴呆（E）。认知储备水平高的人在损伤发生后（G）可能比储备水平低的人（H）表现出更快的下降（改编自参考文献15）。

一项荟萃分析[注3]显示，受教育年限每增加一年，患痴呆症的风险就会降低7%[16]。在我们对以色列的一个阿拉伯社区的研究中发现，即使只有几年的教育也有保护作用。

[注3]　荟萃分析是对先前获得的研究数据的系统总结。

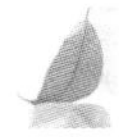

当然，教育程度并不是衡量认知活动的唯一标准。由于经济或其他社会因素，许多被剥夺受教育机会的人并没有从事令人仰望的职业。然而，这些人可能会写诗，或喜欢解微分方程。一个人的精神生活不能由其教育背景或职业来定义。我的研究小组在2001年发表的一项研究结果表明，对认知要求较高的职业活动与较低的老年痴呆风险有关。这项研究关注的是非职业活动对20～60岁的工作人群或全职在家人群的影响[17]。我选择这一研究重点的原因是，我认为教育和职业活动并不能完全衡量一个人的心理活动。

我们对非职业活动的研究包括193名阿尔茨海默病患者和358名未患阿尔茨海默病的人。对于活动次数低于平均水平的人来说，患阿尔茨海默病的几率几乎高出4倍。患有阿尔茨海默病的人多半很少参与智力活动。其他人的几项研究支持这样的结论：学校、家庭或工作中的认知活动可降低患痴呆症的风险[17,18]。

与阿尔茨海默病相关的大脑变化是否都会导致损伤？

在65岁以上有阿尔茨海默病神经影像学或神经病理学证据的人中，约有1/3并未表现为痴呆症，这些人可能受到高水平认知储备因素的保护。荷兰对百岁老人的研究表明，大脑中同时存在淀粉样斑块和神经原纤维缠结的受试者，尽管大脑发生了与阿尔茨海默病相关的变化，但认知能力通常可以保持正常多年。这使作者得出了以下结论：“即使是在百岁的年龄，痴呆也非不可避免，这可能是由于这些人存在对阿尔茨海默病特征和风险因素的恢复能力所致[19]”。身体和精神活动可以增加大脑中新神经元的产生，并增强生长因子的分泌，从而有助于延缓阿尔茨海默病的进展。这是一个令人惊讶和令人鼓舞的发现。换句话说，一个人的行为不仅取决于疾病的进展，还取决于大脑应对疾病的能力。

身体和精神活动可以增加大脑中新神经元的产生，并增强生长因子的分泌，从而有助于延缓阿尔茨海默病的进展。

哪些时间段对于阿尔茨海默病的发展更重要?

在阿尔茨海默病患者记忆丧失发生之前，有一个很长的症状前期，在此期间，大脑中阿尔茨海默病的病理改变过程是逐渐发展的。正如我们将在神经退行性疾病一章（第5章）中看到的那样，阿尔茨海默病的病理过程在观察到初始症状之前的二十年或更长时间就开始了：这是一个缓慢的过程，在很长一段时间内大脑通路之间的相互作用——包括心理、社会和环境因素——仍然在进行并发展着。与年龄相关的神经退行性疾病中的大脑变化会持续多年，直到大脑结构损失变得严重时，这些变化导致的功能受损才显现出来。

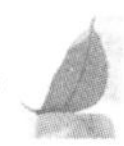

在人类认识阿尔茨海默病的过程中，著名的“修女研究”是一项持续性的研究计划，它揭示了衰老许多方面的问题。这项研究始于1986年，调查了美国678名罗马天主教修女的生活。研究包括心理测试和尸检。研究结果表明，修女早年的语言能力对于晚年认知能力衰退和阿尔茨海默病神经病理学具有明确的改善作用。人们还认为，她们在一生中都有高水平的社会交往，这些也是保护因素[20,21]。研究人员还发现，许多修女的大脑病理变化提示她们患有阿尔茨海默病，但她们的认知能力一直保持完好，直到去世，其中许多人已经80多岁和90多岁了。

认知活动和认知之间的关系在生命的各个阶段都很重要。早期、中期和晚期的认知活动都可以防止认知能力下降[8]。David Bennett和他芝加哥的同事的研究[22]表明，“早期认知丰富”（智力刺激）也与晚年阿尔茨海默病病理改变的减少以及认知能力下降的减少有关[注4]。精神活动的影响可能通过增强认知储备来延缓痴呆的发生。由于阿尔茨海默病的发病年龄较晚（通常在70岁以后），因此仅仅延迟几年就会产生很大的影响。

这对我们所有人来说都是个好消息。我们在中年和晚年的几十年里所做的事情会影响大脑因衰老而发生的变化，因为这些变化发展得非常缓慢。正如我们将在第15章中看到

[注 4]　雅科夫 · 斯特恩（Yaakov Stern）和他在纽约市哥伦比亚大学的研究小组在认知储备方面也做了相当出色的工作。

的，我们可以通过在一生中参与精神刺激活动来增强我们的认知储备因素。

学习对大脑结构有什么影响?

精神活动，包括记忆、阅读、说话、感知、理解、抽象、音乐和艺术（以及大脑的许多其他功能），都涉及神经元和神经元网络（神经元相互连接的复杂模式）的激活。这些过程都会导致大脑葡萄糖和氧代谢的升高、脑血流量的增加以及参与细胞间通信的神经元元件（树突和轴突）的产生。这意味着通过学习可以改变大脑的结构。

学习会激发大脑活动，这对健康有益。

当你阅读一本非小说类书籍并与看到的新事物产生联系（对新事物的求知欲）时，你的大脑活动就会受到激发。当你在手机上使用手机语言应用程序时，你的大脑也会受到刺激。如果你作为志愿者去参加一些复杂的社交互动，也可能会刺激你的大脑。这些行为会在分子水平上产生微小但重要的变化，称为“神经元活动”或神经元放电。

神经元活动还会激发新神经元和生长因子以及更多脑毛细血管的产生，从而进一步提高认知储备。所有心理过程都涉及神经元的电活动（神经元放电），这种神经元放电会抑制神经元

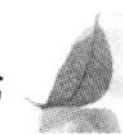

变性。神经元活动对于大脑的健康至关重要。它能促进神经递质的产生，抵抗过度兴奋，免受毒素和自由基的侵害，修复DNA损伤，增强神经元连接树（神经元网络）的复杂性，改善应激反应的调节，以及更好、更健康地处理与疾病相关的蛋白质。智力学习活动也能保持大脑的灵活性，这对于抗衰老特别有价值，因为这些新增加的神经元连接树可以部分补偿功能的衰退。

最近的一项研究[23]表明，神经元的活动也会增强脑血管内壁细胞的功能，从而改善血脑屏障的功能。血脑屏障[注5]就像一道具有严密安全功能的栅栏，控制着物质分子的进出，以调节大脑的内部环境，保持大脑的健康。

上述的这种神经元活动的好处也有益于改善其他形式的痴呆。较高水平的认知储备将有助于防止其他疾病引起的精神状态损害，例如匹克病（一种痴呆综合征）、路易体痴呆、帕金森痴呆以及血管性认知障碍。

身体储备因素

认知功能是大脑最重要的功能，我们的认知功能水平取决于许多因素，包括神经元活动、新陈代谢、脑血流量和认知储备能力。但这还不够，大脑的执行能力取决于一些非神经系统的因素，包括与身体所有系统和微生物群的相互作用。如果心脏、肾脏、肺、血液和其他系统的功能受损，同样也会影响大脑功能。

[注 5]　血脑屏障是大脑血液循环的重要组成部分。它可以保护大脑，防止潜在的有害物质从血液中进入，控制分子从大脑中排出，是维持大脑健康的必要条件。

当然，免疫系统的活动也是身体储备的一个重要组成部分。

身体储备（有时也称为全身储备）因素包括身体的许多要素：大脑和外周血管的功能，肾脏、心脏和肺功能，营养和微生物群等等。微生物群有助于保护认知功能，因此也是身体储备因素重要的组成部分。正如关于微生物群的第21章所述，肠道的微生物群紊乱会产生炎症反应，并可能导致体内免疫反应过度或不足。

当你运动时，会产生一种叫做脑源性神经营养因子（BDNF）的物质。BDNF是一种神经元生长因子，可增强记忆和学习能力。骑车、跑步、投篮或在体育馆上让你暴汗的课时，都会产生这种有趣的保护性因子。商店不卖BDNF，即使能买到，也必须直接注射到脊髓液中。但你可以从运动中获得BDNF！众所周知，体育锻炼能够让血管更健康（降低血压），并有助于提高晚年的认知功能[8]。运动有助于降低血压。早年的健康生活方式，如良好的饮食和体育锻炼，可以改善晚年的认知能力。

生命早期的健康生活方式，例如良好的饮食和身体活动，可以改善晚年的认知能力。

关于吸烟的问题可以更好地说明身体储备因素的复杂性。数据表明，吸烟是阿尔茨海默病的一个风险因素。这可能是因

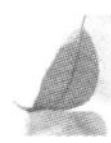

为成瘾性会对大脑和大脑循环产生毒性作用。吸烟会损害全身的血液循环，特别是心脏和肾脏，还会导致呼吸功能受损。终生吸烟会损害心脏、呼吸、循环、免疫和肾脏功能，从而减少身体储备，并使阿尔茨海默病加速发展。因此，戒烟是增加身体储备的一个重要方法。

全球约有9%的人患有慢性肾病。肾脏管理着人体的体液平衡，并参与多种功能，如酸碱平衡、水平衡、血压控制和血糖水平。老年人的肾脏问题也容易损害大脑功能[24]。研究表明，中年时期出现的肾衰与认知能力下降有关。避免糖尿病和高血压有助于在衰老过程中保护肾功能。而糖尿病和高血压的发生风险与饮食、体力活动和肥胖有关。

心理储备因素

心理储备包括应对抑郁和压力的能力，以及应对应激和悲伤的有效反应。如果拥有较高的心理储备，就能使用不同策略来应对压力[25]。在早期抑郁症阶段，通过心理辅导或药物手段来治疗可能有助于患者通过增加身心活动和社会交往来延缓阿尔茨海默病的发病。抑郁症是阿尔茨海默病的一个可改变的危险因素[26]。情绪更稳定、更有复原力和责任心的人对认知障碍的抵抗力更强，即使是那些大脑中出现了阿尔茨海默病神经病理学改变的人也是如此[27,28]。

随着年龄的增长，很多人会经常面临对很多事都不感兴趣的问题，因为如果退休后，连通过工作挣钱这点儿兴趣都将消失，而更可悲的是，许多人在工作之外没有任何兴趣（这确实是事实："只工作不玩耍,聪明的孩子也变傻"）。因此，要培养一个爱好，多交朋友，或加入一些团体组织。

奥地利神经精神病学家维克多·弗兰克尔（Viktor Frankl）提出，对生命意义的追寻是我们心理健康的一个关键问题。随着年龄的增长，人们往往会因为失去工作和朋友及家人的离去而觉得生命失去了意义。弗兰克尔说："那些知道为何而活的人，几乎可以忍受任何一种生活"。重要的是，各个年龄段的人都要在生活中寻找生命的意义，并且随着年龄的增长要一直保持这种积极的心态（见第16章）。

重要的是，在所有年龄段都应该寻找生命的意义，并且随着年龄的增长要一直保持这种积极的心态。

与世隔绝限制了老年人融入社交活动的机会，这时通过志愿者服务，交谈和倾听他人的意见、指导，结交新朋友以及在自然界中寻找快乐来增加自己参与社交活动的机会非常重要。根据精神分析学家埃里克·埃里克森（Erik Erickson）的说法，人类从65岁左右开始将面临新的挑战[29]。当人们面对在遥远的某一天会死亡的现实时，他们必须在坦然面对和绝望之间做出选择。如果一个人有成就感、接受度和足够的

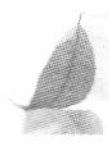

智慧，那么他很可能已经达到了可以坦然面对的健康状态。这比一个人被绝望情绪包围时的痛苦和遗憾要好得多。可以正确看待健康状况这件事并不容易，因为衰老可能会伴随着功能的丧失，从而损害我们的储备能力。显然，在生命早期加强储备因素是对我们有好处的。

随着年龄的增长，人们往往会从做事转向思考，从计划转向回忆，从专注于日常事件和长期规划转向回顾和重新思考自己的生活。对于早年遭受创伤的人来说，这可能是一个问题，他们可能会花很长时间才能忘掉那些不愉快的回忆。随着认知功能下降，他们可能很难阻止有害记忆的唤醒。这些相互作用可能导致抑郁、社会孤立以及保护他们免受认知损失的储备因素的能力降低。

“心理储备因素”这一概念有助于阐明心理健康对应对衰老的重要性。我们不能等到挑战出现时才准备应对机制。我们应该通过学会坦然面对、寻找生命的意义以及积极地与他人和世界接触来增强自己的心理储备。

社会储备因素

社会储备由家庭资源和其他社交网络组成，包括婚姻、职业和娱乐活动、金钱、生活环境以及社会参与度。社交互动提供的认知刺激对于生命各个阶段的健康都至关重要。在过去的十万年或更长时间里，我们的祖先生活在部落环境中，以至我们现在拥有的基因适应了那个环境，因为我们的祖先与他们的家族是几代人生活在一起。有充分的证据表明，社会支持系统对健康至关重要。社交刺激活动可以改善老年人的认知能力，而更好的社交网络也会使随着年龄的增长而衰退的认知功能得到改善。缺乏身体活动和认知活动与贫穷、孤独和社会孤立有关。缺乏社交活动与痴呆有关。社会孤立会增加患冠状动脉疾病和中风的风险。在动物实验中，缺乏社交参与、缺少身体活动和认知活动的疾病模型小鼠患阿尔茨海默病的大脑变化率比其他小鼠更高。

社交活动可以改善老年人的认知能力，而更好的社交网络也会使随着年龄增长而衰退的认知功能得到改善。

显然，社会交往这条纽带在人生的各个阶段都会产生非常理想的结果。有复原力的社会支持有助于健康和长寿，强大的社会关系有助于维护健康和提高适应能力。加州大学洛杉矶分校的研究人员观察到，帕金森病患者如果缺乏有意义的社会互动，出现更严重症状的风险更高，这可能与饮食功能和运动功能受损有关（参见案例研究1）。

朋友之间的友谊，以及兄弟姐妹、孩子和爱人之间的亲密关系对于健康的生活极其重要。谁不喜欢和能让我们开怀大笑的人，或者那些可以进行深入交流的人在一起呢？

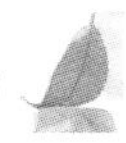

芝加哥拉什阿尔茨海默病中心的研究人员进行的一项研究表明，孤独的人在晚年患阿尔茨海默病的概率是不孤独的人的两倍[30]。孤独与健康状况不佳和功能衰退有关，这会进一步导致社会参与度低，与朋友和亲戚的联系减少。孤独也是死亡的风险因素。人们注意到，融入性良好的人在面对压力时更有复原力。孤独的人得到的信息较少，吃的营养食物较少，也不太能正确地服用处方药物。这是老龄化社会的一个主要问题，因为随着岁月的流逝，老年人会逐渐失去家人和朋友。

对抗孤独的一种方法是发展自己强大的社交网络。肯塔基州作家温德尔·贝里（Wendell Berry）写道，“社区是‘健康的最小单位’，如果抛开社交活动而去谈论一个孤立个体的健康，是一种自相矛盾的说法[31]”。在电影《木兰花》（1999年）中，早年的神童却中年落魄的唐尼·史密斯（由威廉·H. 梅西饰演）深情地表达了这一点：“我太想爱上一个人了，只是不知道该爱谁！”可见孤独是一个非常可怕的事。

孤独对女性来说是一个特别重要的问题。1993年，美国老年男性已婚并与配偶生活在一起的可能性几乎是女性的两倍（75% vs 41%）。另一方面，老年妇女丧偶的可能性是老年男性的三倍多（48% vs 14%）。因此，可以说，大多数老年男性在健康出现问题时都有配偶的帮助，但大多数老年女性必须独自面对生活的挑战。

据观察，随着年龄的增长，人们更加重视积极的社会关系，这可能是因为他们对死亡的认识不断增强[32]。老龄化过程中积极发展社会关系是决定幸福感的重要因素。对衰老抱有不恰当的消极看法的人可能会因为消极的状态而无法进行有意义的互动。本书的一个重要目标是分析老龄化所带来的机遇，因为我们所做的事情会给自己的老年生活带来改变。

案例研究 1

一位82岁的退休工程师因近期出现了明显的记忆力下降而被女儿带来就诊。她说，三个月前，父亲变得健忘、注意力不集中，而且说不出正确的单词。他的女儿说，他不会用开罐器、面包机和其他厨房用具。即使在熟悉的环境里，他也找不到正确的方向。他连梳头、上厕所都有困难，而且健忘。在与他女儿的交谈中我了解到，老人之前一直很健康，直到三个月前，她去他家看望他时，发现他没有洗漱，也不吃东西。他不知道自己珍藏的邮票的具体情况，也不知道自己的车钥匙放在了哪里。他结婚45年的妻子在半年前去世，据说在那之前他的身体状态还不错。我了解到，他的妻子从不让他在厨房做任何事情，而且她总是在车上做他的导航。我对他的大脑进行了核磁共振扫描检查。扫描结果显示大脑皮层萎缩，顶叶的情况更为严重，这提示他患有阿尔茨海默病。血液化验和检查没有发现造成认知障碍的其他原

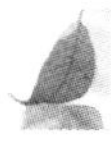

因。他的病情发展相对较快，很可能与大脑中的病理变化或恶化无关，而是与他的社会环境发生了变化有关。他的妻子去世后，他的“主心骨”不在了，他的认知障碍就变得明显了。

这种情况通常发生在那些身体状况良好的老年人身上，他们失去了社会支持，或者患上了全身性疾病（也称为“合并症”），然后迅速出现认知障碍。这种情况经常发生在患有尿路感染、冠状动脉疾病、肺功能不全或服用药物的人身上，也可能是由于社会环境的改变或抑郁症的发作。

结论

这里讨论的四个储备因素都是相互关联的，每一种储备因素都与其他三种因素相互作用，形成了一个复杂的互动网络。提高你的认知、身体、心理和社交储备将降低晚年大脑功能下降的影响。此外，这些因素的增强也会减缓疾病本身的发展过程。这些关系的证据非常充足（见图4）。

我将这一储备概念称为“多重储备因素理论”。之所以使用“理论”一词，是因为这四种储备因素涉及人一生中最复杂的方面，无法通过安慰剂对照、双盲、短时间随机试验进行全面评估[34]。尽管如此，已经有相当多的研究数据支持这些储备因素的重要性。

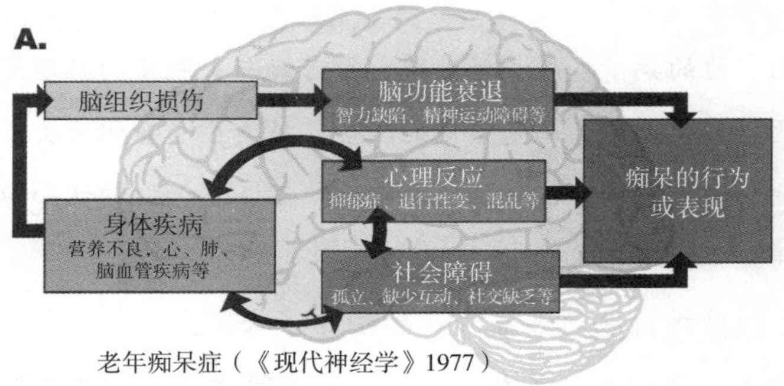

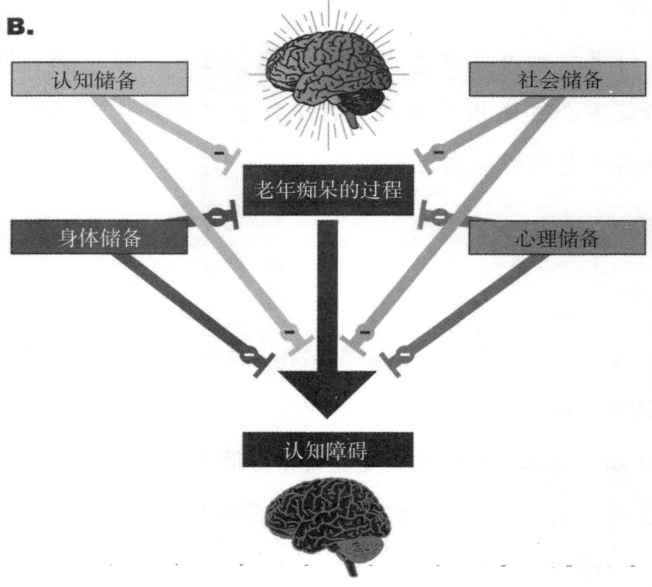

图4　四种储备因素与阿尔茨海默病

（A）这张图是老年病学家H.S.Wang于1977年绘制的，旨在说明痴呆的表现是认知、身体、心理和社会因素相互作用的结果。

（B）四种储备因素都影响着大脑中阿尔茨海默病的发展过程，以及该过程对认知障碍的影响。四种储备因素中的每一种还与其他所有因素相互作用。减号表示这些因素中的每一个因素处于高水平都有助于抑制大脑中阿尔茨海默病的进程，并延缓大脑病变引起的认知障碍的发展。

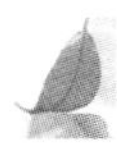

多重储备因素相互作用和相互依赖这一理论对公共政策具有重要的影响。政府旨在提高教育机会、增加体育活动和改善医疗保健机会的努力将减轻与衰老相关的神经退行性疾病所带来的严重的个人和社会经济负担。

综合考虑四个储备因素对于实现老龄化目标至关重要。如果你因为生理缺陷、社会孤立和无法体会生活的乐趣而无法享受生活，那么仅仅拥有良好的认知储备是不够的；如果你的认知储备没有发展到能够通过成功的策略和灵活性来维持其他功能，那么仅有出色的心血管功能也是不够的；拥有出色的认知和身体储备，但对他人不感兴趣（心理和社会储备不足），这种人会很孤独。可以制定生活方式策略来提高发展和保持所有这四种储备因素的能力，以增加自己应对衰老带来的改变的能力。

这里的关键词是“多样性”。我们必须尊重不同人的不同需求，这样才能实现我们的老龄化目标。这四个储备因素的概念旨在为我们的生活方式决策提供框架，要实现老龄化的目标，就必须对这四个储备因素有足够明智的认识。幸运的是，有很多方法可以实现这一目标，我们将在本书第二部分第12～25章中继续讲述。

（郗光敏）

第3章　大脑并不只是一个器官，而是一个主宰者

> 大脑是一个由许多未被探索过的大陆和大片未知领域组成的世界。
>
> ——圣地亚哥·拉蒙·卡哈尔（1852–1934年），西班牙神经科学家，1906年诺贝尔生理学或医学奖获得者

大脑是器官吗?

在探究大脑的奇迹之前，我们必须先确定大脑的名称。学校教的内容和课外读物都告诉我们，人体有多个器官。二世纪的希腊医生盖伦说，“器官是……动物的一部分，是能完成完整动作的原因，就像眼睛负责视觉、舌头负责说话、双腿负责行走一样；因此，动脉、静脉和神经都是器官，也是动物的一部分。”“器官”一词源自希腊语“organon”，意为“身体的器官或器件”，是具有特定生命功能的物体。

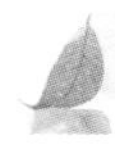

定义大脑功能是个具有挑战的事情：大脑并不只有一种功能，而是具有所有功能。

我们大多数人都知道，心脏向全身泵血，肺吸收氧气，排出二氧化碳，肾滤过血液。但大脑的功能究竟是什么呢？定义大脑功能是件看似简单，但极具挑战的事：大脑并不只有一种功能，而是具有所有的功能。我们所做的一切，无论是自主的还是非自主的，都受到大脑的控制或影响。大脑除了在思维、意识、感知、注意力、视觉、听觉、味觉、抽象、预测、语言、艺术、恋爱等过程中发挥明显的作用外，还忙着监控我们身上的一切，管理着我们身体的平衡。头发的生长受到性腺分泌的性激素的影响，而性激素是在脑垂体的影响下由大脑协调分泌的。如果我们去牛排馆，闻到烤牛排的香味，大脑就会向胃肠道发出信号：要为吃一顿高脂肪的大餐做好准备（当然我们更希望的是，大脑会考虑到饮食对健康的影响而选择素食或鱼类晚餐，见第20章）。

大脑在我们的生活中扮演着很多的角色，这也是好几本书的主题（比如我推荐的《大脑的理念》[35]）。由于大脑有太多功能，我认为将其视为一个器官是不合理的。将大脑称为器官的问题在于，人们倾向于将大脑与其他器官混为一谈，导致对大脑的复杂性和重要性认识不足。当我们认为大脑是一个器官时，我们是在以一种限制性的方式来构建自己的观点，从而强化了大脑与其他器官具有同等性质的观点。

认识到大脑在我们生活中的独特性和核心作用，有助于理解其作用的重要性。大脑具有独特的复杂性、适应性和对损伤的敏感性。在决定做什么活动、吃什么食物时，一定要考虑大脑的利益。它是维持人体强健并保障多方面功能的重要组成部分。

我儿子的高中生物课本中，有几章是关于人体器官的。每周，我都会问他“你学习大脑了吗？”，每周他都会回答“没有”。等学期结束时，他告诉我，他没学过大脑那一章，因为没有足够的课时。你可能会惊讶地发现，美国的内科住院医生实习期为三年，而在这36个月中，接受培训的内科医生学习神经病学的时间只有一个月。这只是将大脑视为器官的两个错误典范。

也许我们可以说，“大脑不是管风琴，而是管风琴师”。被称为管风琴的乐器是所有乐器中最庞大、最复杂的（也是唯一需要穿特制鞋子演奏的）。这种风琴可能有四个不同的键盘供双手弹奏，一个供双脚使用，还有各种控制声音强度和音调的装置。这是一种复杂的乐器，但比喻仅止于此。通过管风琴，我们可以看到并欣赏管风琴师的技艺，听到管风琴师弹奏出的声音，但大脑的工作成果在很大程度上是看不见的。

我建议将大脑视为主宰者：主人、指挥官、最高领袖和首

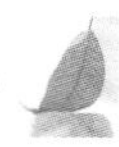

领[注6]。我知道，作为一名神经学家，我不是一个公正的观察者。但我认为，不尊重大脑及其在我们生活中的作用是一个很大的问题。我们难以理解大脑，因为它与我们所认识的其他物体都截然不同，因此很难将它与我们经历过的其他事物进行比较。

大脑是计算机吗?

大脑是宇宙中最复杂的物体。虽然它能进行计算，但它不是计算机。了解两者区别的最佳方式是将其与当今的笔记本电脑作类比。如果给计算机科学家一台笔记本电脑，问他上面上传了什么程序，如果不能打开电脑，不能进行电学或磁学联接，就无法做出判断。从物质意义上讲，计算机在物理上是静态的（不会变化）。信息存储在计算机的硬盘上，但这些信息是电磁性质的，计算机科学家在没有设备的情况下无法检测到是什么东西来维持这些信息。另一方面，大脑不是静态的，而是动态的（也称为可塑性），它具有奇妙的适应性。

大脑的结构代表了它的使用方式，而计算机的结构只代表了它的潜在使用方式。计算机的使用方式不会影响其结构，只会影响其存储的信息。大脑类似于肌肉，其结构和功能受使用方式的影响。但对于大脑来说，这种关系的复杂性要大得多，因为它关系到我们所有的能力、技能、天赋、恐惧、希望和认知

[注 6]　我非常感谢哈佛大学的栗山重久（Shigehisa Kuriyama）和塞萨洛尼基大学的斯塔夫罗斯·巴洛扬尼斯（Stavros Baloyannis），前者提出大脑是管风琴师，后者提出大脑是主宰者。

能力——还有意识。与计算机不同，大脑不是数字化的。由于大脑的适应性，我们的认知储备是可以改变的；它对我们所做的事情有着错综复杂的反应。当我们努力锻炼时，会增加我们的认知和身体储备因素。同样，当我们吃了很多高脂肪食物时，这些储备就会减少。这对年轻人来说肯定不是什么大问题，因为他们在这两方面都有充足的储备，但老年人在决定做什么样的运动、吃什么以及在生活中培养健康的人际关系时，需要考虑得更周全。

隐喻是表达思想的重要方式，但所有隐喻都是近似的。当我们说一个人是一颗“闪亮的星星”时，并不是说这个人是一个天体。生物学家马修·科布（Matthew Cobb）曾讨论过将大脑比喻为计算机的问题[35]，他指出，如果紧紧抓住隐喻不放，最终会限制我们的思维内容和思维方式：“……我们将大脑隐喻为计算机可能已经走到尽头了。但是，到底应该把大脑比喻成什么还不清楚”。这是认识大脑的核心难题。大脑是如此的复杂，以至于不存在具有同等复杂性的类似结构。因此，我们应该谨慎使用隐喻来帮助我们理解大脑。将大脑视为一台计算机，会让我们无法欣赏大脑强大而重要的适应性和灵敏性。

将大脑视为一台计算机，会让我们无法欣赏大脑强大而重要的适应性和灵敏性。

区分大脑和计算机之所以重要，是因为这对于理解大脑的

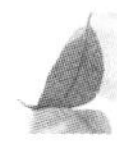

适应能力和大脑对环境的依赖性至关重要（这些特性并不适用于计算机）。想象一下大提琴手左手的小拇指。大提琴手的大脑非常关心和关注这个小手指的位置，因为它的位置决定了该手指触碰琴弦所发出的声音的频率。当你拿着啤酒罐时，小拇指与左手其他手指的关系并不重要，但对大提琴手来说却并非如此。在学习大提琴的过程中，学生们会注意小拇指在不同位置时所发出的声音，从而扩大了手指位置感受器与大脑听觉相关区域之间的联系。大脑的这种可塑性涉及到所有的学习过程，因为学习会增加神经元连接的复杂性、神经元的密度和大小、新神经元的产生、神经递质受体蛋白和生长因子的合成、血管的密度、血液流动和新陈代谢的能力，甚至对自由基或其他新陈代谢产物造成的毒性损伤的抵抗力。最近的研究表明，新突触的形成是由大脑中的重要细胞参与的，这些细胞不是神经元，而是被称为小胶质细胞的支持细胞，它们的活动受体内微生物的影响。这意味着我们的学习能力也会受到肠道微生物的影响，说明了身体储备（微生物群）与认知储备（突触形成）之间的相互作用。我们的饮食会影响肠道微生物群，而肠道微生物群会影响免疫系统，免疫系统又会影响大脑中与学习有关的活动。人们才刚刚开始探索这一重要过程的实际影响。这种情况是选择低饱和脂肪及高纤维饮食的众多原因之一。它还进一步证明，我们的所作所为会产生不同的影响！

大脑的适应性和复杂性

我们之所以能够学习和记忆，是因为大脑具有卓越的适应性和复杂性。众所周知，大脑的学习能力和可塑性在生命早期是最强的，最好的例子就是儿童学习语言的容易程度。在双语家庭长大的孩子通常会学习两种（或更多）语言。大脑的灵活性还可以体现在自幼失明的受试者中，大脑中负责视觉的区域（称为视觉皮层）也参与听觉、触觉、知觉以及认知[36]。英国的一项研究测量了伦敦出租车司机在记住该城市极其复杂的街道迷宫之前和之后的大脑大小。为了获得出租车驾驶执照，司机必须在伦敦街头通过一项严格的考试，即“知识考试”（我希望纽约市的出租车司机也必须参加这样的考试）。研究人员发现[37]，在完成这项艰巨的任务后，司机的海马体（一个参与回忆空间关系的脑区）[注7]体积增大了。

儿童时期大脑非凡的适应性和可塑性在老年时期虽然有所减弱，但并没有完全丧失，老年人一样也能够取得新的成就。俄亥俄州的丹尼尔·米勒（Daniel Miller）在高中时打网球，但在加入美国海军参加第二次世界大战后就不再打网球了。他见证过诺曼底登陆行动。战后，他直到50岁才重新开始打网球。在之后的40年里，他一直坚持打球，并取得了骄人的成绩，在美国全国比赛中赢得了同年龄组的单打和双打冠军。他

[注 7] 海马体是涉及记忆、情感和空间关系的大脑区域，其形状像海马，因此得名海马体，即海马的拉丁名。海马体不仅帮助我们感知空间，还帮助我们掌控生活。

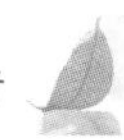

最后一次赢得比赛是在2006年，那时他90岁。他曾多次在同年龄组中排名世界第一。1997年我和他比赛时，他81岁，我49岁。他是当时世界排名第一的选手（我可以肯定地补充说，他是80～85岁年龄组中的世界第一）。我以微弱的优势赢了他，但比赛结束时我已经筋疲力尽，而他却没有。他出色的身体储备让他活到了98岁。

很少有专业音乐家是在15岁以后才开始学习乐器的，但老年人学习乐器是有可能的。老年人有学习新事物的能力，没有哪个年龄段不能进行重要的学习。克劳迪奥·蒙特威尔第（Claudio Monteverdi，1567–1643年）在76岁时写了一部歌剧，查尔斯·达尔文在72岁时写了一本重要的书：《人类和动物的情感表达》（1872年）。埃里克·坎德尔（Eric Kandel）是一位91岁的精神病学家，诺贝尔生理学或医学奖得主，至今仍是神经科学领域的活跃力量。克劳德·莫奈在80多岁时画出了伟大的睡莲风景画，提香、马蒂斯、毕加索和米开朗基罗在80多岁时仍保持着创造力。

大脑的复杂性、敏感性和适应性是理解大脑衰老的关键。肌肉的工作是收缩，心脏的工作是泵血，而大脑的工作则是学习（以及大脑有意识或无意识的其他工作）。据报道，人脑中有860亿个神经元。每个神经元可能与1万个或更多个其他神经元相连。神经元之间通过细胞间的一个小空间（称为突触）相互连接。分泌到突触中的化学物质称为神经递质。

许多神经递质可以将信息从一个神经细胞传递到另一个神

经细胞。其中有些是兴奋性的，会提高传导率；有些是抑制性的，会降低传导率。还有一些是调节性的（它们发挥控制性影响），能改变其他分子的作用。有些神经元仅有一种神经递质，有些则可能有几种。神经细胞之间也有直接接触，可以在没有任何化学介质的情况下进行交流。

美国国家航空航天局（NASA）的太空探测器“朱诺号”（Juno）自2016年以来一直围绕着太阳系最大的行星——木星（距离太阳比地球远5倍）运行，其复杂性不言而喻。这艘旋转的太阳能飞船旨在帮助我们了解太阳系的起源。朱诺号发现木星的内核并非固体，并在其最大的卫星木卫三上发现了水冰。当然，像“朱诺号”这样的仪器非常复杂，拥有复杂的线路和先进的计算机。朱诺号代表了人类科技成就的最高水平。然而，就复杂程度而言，“朱诺号”却比人类大脑简单得多。

由于大脑的复杂性，我们了解大脑的能力受到了极大的限制。

由于大脑的复杂性，我们了解大脑的能力受到了极大的限制。当然，我们很希望了解大脑的记忆能力、感知能力、语言能力、理解能力和其他的高级功能。而了解意识是如何工作的，对科学家来说是一个巨大的挑战。在我们考虑如此重要和困难的问题时，不妨想想苍蝇。有些苍蝇在飞行时可以盘旋，

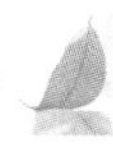

可以改变翅膀的振动角度，从而以惊人的精度改变自己的位置。我们都知道要抓住它们有多难！它们可能只有大约13万个神经元，我们无法理解它们是如何以如此惊人的灵巧性在空中飞行的。不难看出，如果我们不能了解苍蝇如何盘旋，我们也就还没有解决意识问题。这个问题的部分原因在于，大脑的研究主要是致力于研究神经元，而不是行为。英国神经科学家戴维·马尔（David Marr）写道[38]："试图通过认识神经元来理解知觉，就像只通过羽毛来研究鸟的飞行一样。这是不可能做到的。"

人们普遍认为，我们对大脑的理解从根本上是有限的。正如认知科学家明斯基（M. A. Minsky）所说[39]："如果大脑简单到可以完全被人们认识清楚，那也是因为我们的思想太简单而无法理解它！"

我们对大脑的很多功能还不太了解，暗示了它巨大的复杂性。你是否注意到，把摄影机放在一个正在走动着的摄影师的肩膀上，会产生一段很不稳定的录像，让人看了不舒服。但是，我们的头部，也就是我们的眼睛所在的地方，也与我们的肩膀相连。为什么即使我们晃动自己的脑袋，我们的视觉世界仍旧如此稳定和平静呢？答案是，我们的内耳有一套复杂的感觉器官，它每毫秒都能精确地记录头部在空间中的位置。这些信息通过内耳的神经发送到大脑，大脑会精准计算眼部肌肉必须做些什么来平衡头部的运动，从而完美地调整我们的视觉世界。这一过程涉及每只眼睛的六块肌肉，以及每时每刻颈部在空间中的位置信息。每一块眼肌都受兴奋和抑制的平衡控制。例如，当我们向右看时，眼睛右侧的肌肉会把眼睛拉向右侧；与此同时，眼睛左侧的肌肉会放松，使右侧眼肌更容易移动眼睛。当神经系统的功能受损时，例如喝多酒后，这些错综复杂的神经元通路的活动就会减弱，就会产生头晕、行走困难和跌倒的感觉[注8]。这表明我们日常生活的稳定性是大脑通过操控复杂的神经元网络实现的平衡。

我们在日常生活中感觉到的身体的“稳定”是大脑的一项巨大成就。检测位置和运动的感受器、分析输入信息的神经元回路（神经网络）以及保持稳定的动作控制，这些复杂的排列方式都超越了意识。我们平时意识不到这些过程，但它们对我们在日常生活中的各种运动能力平衡都至关重要。

如何理解大脑?

十七世纪的解剖学家尼古拉斯·斯泰诺（Nicolaus Steno）提出，要理解大脑，我们需要对它进行解剖。通过观察脑损伤对行为的影响来研究大脑功能。这一研究思路揭示了许多关于大脑功能定位的见解。事实证明，理解像意识这样的基本过程很难实现。这可能是因为“定位破坏语言的损伤和定位语言区域是两码事”，正如十九世纪备受推崇的英国神经学家约翰·休林斯·杰克逊（John Hughlings Jackson）所指出的那

[注8] 参与这一过程的内耳结构是半规管。此外，内耳中的前庭器官可以感知头部在所有可能方向上的运动，并随时告诉我们地面的位置。

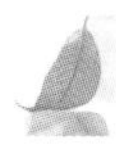

样[40]。在研究复杂的过程时，很难通过研究损伤的影响来了解大脑。大脑某个区域的疾病会对其他与疾病无关的区域产生长远的影响。

许多神经科学家说，为了了解大脑，就要建造一个大脑。这种通过工程学的方法来认识和了解大脑也是一个严重的错误。人脑是进化的产物，而不是理性设计过程的产物。大脑不是提前被设计好的。大脑进化的每一步都依赖于之前发生的事情。约翰·休林斯·杰克逊（John Hughlings Jackson）早已认识到这一点，并指出了大脑功能的进化过程是一个较旧的结构被较新的结构所支配的过程。也就是说，我们额叶皮层的发展并不是一种独立发展的新结构的进化，而是对已有结构的增强。杰克逊说，在进化过程中存在[41]："……一种越来越特殊的物质逐渐'增加'，这样新组织就会不断增强。但这种'增强'同时又是一种'压制'。高级神经系统是从低级神经系统演化而来，进而压制低级神经系统，就像政府是从一个国家演化而来，控制并指导该国家"。无论我们如何努力去构建大脑，我们最终都无法获得与大脑本身相同的组织模式。

大脑的脆弱性

案例研究2是一个很好的例子，它说明了衰老的大脑对身体状态（身体储备）变化的敏感性。这种敏感性是大脑最重要的特征之一，决定了大脑的能力（例如，学习）和脆弱性（例如，功能丧失）。为什么大脑对变化或伤害如此敏感呢？

股骨骨折的孩子可以痊愈，愈合后的骨头可能比受伤前更坚固。但是大脑损伤后的修复结果却并非如此。完整的大脑功能不仅依赖于我们的神经元和支持细胞（称为神经胶质细胞），还依赖于它们之间的连接。神经元在受伤后可以重建，但如果没有重新建立适当的连接，那大脑功能仍旧是不完整的。大脑比身体的任何结构对损伤都更加敏感，因为其结构对每个人独特的发育和生活环境有着难以置信的依赖性。我们可以用一半的肝脏或仅用一个肺来维持正常生活所需，但大脑在受伤后无法实现这样的功能恢复。尽管成人大脑中也可以产生新的神经元，但它们需要建立适当的连接才能恢复（头颅损伤对大脑的影响将在第24章中讨论）。

由于大脑的代谢需求较高，它对损伤也很敏感。大脑约占体重的2%，却利用了我们代谢的约20%的氧气和葡萄糖。这是因为神经元及其连接的电活动需要维持神经膜上的离子浓度梯度。离子是由于失去或获得一个或多个电子而带有净电荷的原子或分子，当膜的一侧比另一侧多时，就会产生离子浓度梯度。当一个神经元通过动作电位进行电活动时，离子就会穿过细胞膜，离子浓度差就必须重新建立。这一过程需要消耗大量能量，因为神经元昼夜都在活动。正因为如此，大脑必须有几乎恒定的氧气和葡萄糖供应。

一个冷笑话可能有助于说明大脑的敏感性，这个笑话是这样描述的：虽然人们普遍认为大脑需要持续不断的氧气和葡萄糖供应才能保持功能，但大脑在没有任何氧气和葡萄糖供应的

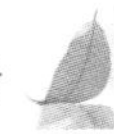

情况下也完全能正常工作至少……30秒。

我们骨髓中的细胞可以不断分裂并更新血细胞（红细胞的平均寿命为115天），但神经元的替换能力却差得多。再想想学大提琴的学生和她左手小指上负责位置感知的神经元，这就不难理解了。她拉大提琴的能力取决于这些神经元网络及由此产生的对手部和手臂其他部位的控制，以及与负责听觉和音乐理解的皮质区域的连接。如果受到损伤，由于这些神经元缺乏数十年练习所建立的适当连接，那么即使替换了这些神经元可能也没有什么帮助。神经元之间这些连接的建立和维持是记忆的结构基础，也是我们认知储备的基础。

神经元之间这些连接的建立和维持是记忆的结构基础，也是我们认知储备的基础。

案例研究2

下面的论述可以清楚地展示大脑和身体其他部分之间相互依赖的关系。想象一下，一位健康的80岁老人，他在家状态很好，没有任何疾病的症状或表现。他的记忆力和认知能力也很好，可以开车，享受与儿孙们在一起的时光，并与妻子一起散步。但与30岁的人相比，由于他的脑血流量减少，葡萄糖代谢也在下降，参与记忆和学习的神经元的大小和功能下降，会出现一定程度的脑萎缩；再有，由于血液中的血红蛋白减少，肠道中的细菌种类减少，肺为血液供氧的能力降低，肝脏代谢毒素和产生血清蛋白的能力降低，这时免疫系统消灭入侵病毒和其他可能致病的微生物的功能也会下降。

如果80岁的他出现了尿路感染（这种感染在老年男性中很常见，因为前列腺肥大会导致膀胱排空困难），由于此时他的肝脏解毒能力下降，出现细菌感染后，细菌毒素传播的速度比年轻人更快，进而有可能会损害大脑功能，他可能会出现记忆力和警觉性受损，甚至可能出现幻觉和妄想。但对于一个30岁有尿路感染的男性来说，这并无大碍，他可能会抱怨排尿时疼痛，之后就会获得正确的诊断和治疗，进而快速解决了尿路感染问题。

另外，老年人的血红蛋白也会存在轻度下降，这在正常状态下可能不是问题，但在感染的情况下可能会导致脑功能受损。由于老年人的免疫功能降低，抗感染能力也会降低，另外也可能会存在一些免疫分子的过度激活，造成认知功能低下和谵妄。

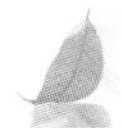

再有，老年人的肠道细菌缺乏多样性（通常随年龄增长而出现），可能会导致免疫系统过度活跃。

80岁的老年人和30岁的年轻人之间的主要区别在于，上述几个功能衰退的系统会导致老年人的大脑功能受损更严重，因为老年人身体的恢复能力下降，即身体储备较少。

这种难以置信的常见情况说明，在衰老过程中，大脑和身体其他部分会发生复杂的相互作用，从而决定了老年人的健康或生病状态。此外，我们必须认识到，这种情况的结果不仅取决于大脑的状态，还取决于身体功能各组成部分的完整性。随着年龄的增长，我们当然希望没有心脏病，如充血性心力衰竭等。但这还不够，我们还希望拥有尽可能好的心肺功能，以保持复原能力和抵御健康所面临的挑战的能力。我们还希望肠道中有健康的微生物群，以帮助对挑战做出平衡的免疫反应，并帮助我们维持正常的消化吸收和新陈代谢状态。

记忆的形成与神经元连接的重要性

记忆的形成需要创建一个被称为“印记”的“记忆痕迹”，这是记忆存储的最基本单位。记忆痕迹是记录和存储

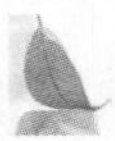

经验过程的核心。想象一下，你去拜访一位朋友，他买了一只特别漂亮的猫。参与这段经历的相关神经元的结构和功能会发生持续的变化，这些变化就形成了“印记”。当这种神经元激活模式重复出现时，就会发生检索。可能参与这种记忆的脑区包括视觉皮层（猫的样子）、听觉皮层（猫喵喵叫的声音）、感觉皮层（触摸的感觉）、颞叶（对其他猫的记忆、对以前见的猫的渴望、描述猫的词语），以及大脑半球中参与感知、语言、记忆和其他功能相互作用的联想皮层区域。颞叶参与了产生、存储和检索痕迹的任务。此外，你对猫发怒和攻击时可能出现的情况的预期也会激发你的恐惧，并制定应对潜在攻击的计划。额叶将参与这些因素与行为的整合（例如，“我没见过这只猫，我真的想碰这只猫吗？”）。当然，我宁愿不考虑大脑的哪些区域会参与思考更复杂的问题（“当我带回家一只新的猫咪时，我的猫会有什么反应？”），因为这些问题是无法预知的。假设这一情景，是为了说明大脑皮层的所有区域是如何参与记忆形成的。同时，大脑皮层区域之间的连接性质也赋予了每个人与众不同的特征。

造成每个人独特性的因素主要是神经因素。这种独特性不仅是因为某些神经元的丰富性，还因为它们连接的独特性。例如，为了写诗，诗人必须频繁使用涉及感觉、知觉、语义、记忆、情感、抽象、语言、想象力和意义的大脑网络。此外，这些网络需要有互动的机会——至关重要的是，

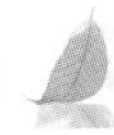

大脑网络不会因恐惧、焦虑、注意力分散、疼痛或抑郁而出现问题。

大脑和肠道微生物群

最近发现，大脑功能的多个方面也会受到肠道细菌和其他微生物的影响。给怀孕的小鼠喂食高脂肪饮食会改变其后代的大脑发育，后代可能患有孤独症谱系障碍[42,43]。肠道细菌与儿童和老年人行为的关系现已得到充分研究。从一个神经元到另一个神经元的连接过程对学习至关重要，这一过程受到一种称为小胶质细胞的影响；小胶质细胞是大脑的主要先天性免疫细胞，也是“高度活跃的大脑稳态守护者”[42,44]。小胶质细胞是大脑的主要初级巨噬细胞（吞噬和消化碎片的细胞）。在一个小胶质细胞的区域内有几十万个突触。这些细胞监控着神经系统，在大脑中寻找有害物质，控制着死亡神经元的清理，修剪失去功能的突触并促进修复。小胶质细胞还可以利用生长因子来支持神经元，并促进突触的建立或破坏。人们发现它们可以塑造突触，从而调节学习和记忆[45]。小胶质细胞还会影响神经元的活动，并在癫痫的发生中发挥作用。令人惊讶的是，大脑中的小胶质细胞还会受到肠道菌群的影响。最近发现的微生物群与大脑小胶质细胞的关系意味着，饮食摄入会影响学习和记忆以及神经系统的健康（我们将在第8章中学习这一点）。

最近发现的微生物群与大脑中小胶质细胞的关系意味着，饮食摄入会影响学习和记忆以及神经系统的健康。

大脑依赖于与之相互作用的所有身体系统，包括微生物群。大脑需要由全身血管、脑血管、心脏和肺部提供充足的氧气和葡萄糖。氧气的输送还取决于骨髓提供的循环红细胞和良好的肺功能。大脑还不能被因肝脏和肾脏疾病而可能存在的有毒因素所侵扰，才能保持健康。大脑也需要充足的营养，而这些营养必须从胃肠道，包括肝脏获得。身体储备的变化可能会严重影响认知储备。这些相互作用在生命的各个阶段都至关重要，但在衰老期尤为敏感。

结论

这次讨论的目的是增加我们对大脑的复杂性的认识。我们必须承认并尊重大脑在我们生活和工作中所起的核心作用，以及我们必须采取一些措施来增强它的终生健康。

一个好消息是，我们每个人都可以做很多事情来改善神经系统的健康，以对抗衰老的过程。我们能活得更久、避免疾病、保持健康的能力并不完全取决于基因。此外，大脑是决定老年时健康状态的核心，但它并不是单独运作的。认知储备在很大程度上取决于我们讨论过的其他三个储备因素：社会、心

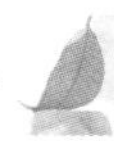

理和身体因素。如果我们能注意到衰老所提供的机会，我们就能利用大脑的巨大可塑性来增强四个储备因素，从而提高衰老过程中的复原力。

（李　阳）

第4章　记忆和认知

记忆力：大脑最重要和最基本的能力

68岁时，美国散文家、讲师和哲学家拉尔夫·沃尔多·爱默生（Ralph Waldo Emerson）开始出现健忘症状。有时他很难想起他想说或写的词。他在《智力的自然史》中写道："记忆是一种首要的基本能力，没有它，其他能力都无法发挥作用；记忆是水泥，是沥青，是嵌入其他能力的基质；或者说，记忆是把人的经历之珠串起来的线，是使一个人变得有德性所必需的个人身份。"

爱默生接着说："没有记忆，一切生活和思想都是毫无关联的。就像重力使物体不至于飞入太空一样，记忆也赋予知识以稳定性；它是一种凝聚力，使物体不至于摔成碎块，或随波逐流……记忆以其神圣臂膀的力量为人类完成了不可能完成的任务；它将过去和现在维系在一起，注视着两者，存在于两者之中，寓于流动之中，并赋予人类生命以连续性和尊严。它将我们与家人、朋友联系在一起。在这里，家是可能的；在这里，只有新的事实才有价值。"

爱默生对记忆的兴趣可能与他逐渐所患的认知障碍有关。后来，当被问及他的感觉如何时，他说："还不错，我虽然智力变差了，但身体很好"。这种智力衰退逐渐持续了很多年，

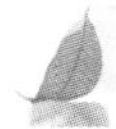

直到他1882年去世。

正如爱默生所表达的那样，记忆和认知是我们的重要组成部分。我们的记忆能力使我们能够利用过去的经验指导现在和未来的行动。记忆的重要性掩盖了其他认知功能的重要作用。也就是说，你很容易观察到自己和他人记住事物的能力，但对语言、空间感和执行力等其他认知功能的评估则较为困难。人们通常认为，记忆力是衡量一个人高级功能的基本标准，而实际情况更为复杂。“认知”一词源于拉丁语“cognitionem”，意为“了解、认识、知识”，可以用来指各种复杂的心理功能。很难描述认知问题的一个原因在于它的多面性：肌肉收缩、心脏泵血，但认知究竟是什么？它涉及人的所有高级功能。除了各种形式的记忆之外，大脑还为我们提供了理解（了解）、语言、计算、定向、感知、抽象、寻路（找路）、判断、空间分析、创造能力、预感、个性、行为、社会交往、抑制以及其他能力（这还不包括大脑在运动、血压、心率、体温调节和其他无数自主活动中的作用）。

理解认知具有挑战性，因为唯一可以用来理解意识的东西就是我们的意识。你可能知道“鱼找不到水”的笑话。因为我们的眼睛是用来向外看的，而不是向内看的。

智力还是智能?

智力的概念只是对大脑进行大致理解时使用的一种工具。正如心理学家马丁·加德纳（Martin Gardner）在其1983年首次出版的《思维框架：多元智能理论》（Frames of Mind）一书中所证明的那样，“智力”一词显然不能正确反映任何单一因素。记忆力相对容易测量，通常被认为是所说的“智力”的主要标志。而创造力和产生创新想法的能力则更为隐蔽。爱默生指出：“有人说，有创造性的人记忆力都很差。当人们谈起他的发现和成果时，艾萨克·牛顿爵士就会感到尴尬；因为他无法回忆起这些发现和成果；但如果有人问他为什么事情会这样或那样，他就能当场找到原因。”

与许多人的想法不同，上述各种心理功能本身并不是孤立运作的，也不是不同脑区的神经元独立工作的产物。大脑之间存在着巨大的相互联系——万事万物都是相互联系的。某些区域与其他区域的联系更紧密、更迅速，但这种联系都是相互的。胼胝体是连接左右大脑半球的大型纤维束，对胼胝体被切断的人进行的研究表明，左右大脑半球具有不同的技能：在大多数人中，左半球擅长语言，右半球擅长社交和视觉空间任务。然而，对于我们这些没有切除胼胝体的人来说，两个大脑半球之间有着广泛的联系，因此每个大脑半球都能详细了解另一侧大脑半球的情况。同样，虽然靠近大脑中部的颞叶（称为内侧颞叶）对记忆很重要，但记忆的过程并不位于这一个区域。

日常生活中的认知活动是通过整个大脑的复杂互动来完成的。所有的大脑区域都依赖于其他区域，没有一个区域是单独运作的。认知功能是整个大脑及其保持适当的互动平衡的产

物。这种互动既存在于大脑内部，也存在于大脑与身体其他部分、身体周围环境和其他人之间。感官功能尤为重要。大脑有大约80%的感官输入来自视觉系统，而听觉对于交流尤为重要。随着进化，尽管嗅觉和味觉的重要性一直在下降，它们仍然与许多大脑过程相关，更不用说当你走进一家面包店，想吃一个杏仁牛角面包时的愉悦感了，虽然你觉得你不应该吃，但你还是要吃，因为它太香了。当大脑接受的感官输入受到干扰时，大脑功能就会发生改变。许多视力丧失的人都会产生幻觉，看到幽灵般的人和动物。听力严重受损的人有时会出现幻听。我的一位患者，他听力重度受损，但没有任何认知障碍，他说自己经常听到不在同一房间的朋友和家人的声音。大脑中的感觉处理装置在没有输入的情况下提供感知的这种能力，并不依赖于任何意识障碍或认知障碍。同样众所周知的是，听力和视力都非常健康的人，如果暴露在严重的感官剥夺中，也会产生幻觉。

记忆力和认知能力随年龄增长而变化

认知功能随年龄增长而变化并非始于晚年。研究人员对国际象棋棋手的表现进行研究后发现，棋手的下棋水平在20岁之前会迅速提高，35岁左右达到顶峰，45岁以后会下降[46]。对健康人的研究表明，记忆功能从30岁开始下降。牛津大学医生威廉·奥斯勒（William Osler）说，“世界上有效的、令人振奋的、充满活力的工作是在25岁到40岁之间完成的”，从那之后人就开始走下坡路了[47]。这种观点代表了长期以来对衰老的消极看法。许多衰退都是微小的，并不明显，也不会发生在每个人身上。许多科学家、作家和音乐家在晚年都能创作出富有洞察力和创造力的作品。正如您所想象的那样，晚年的变化更为明显，尤其是在60岁以后。对大多数人来说，这些变化并不会影响他们的生活质量或社会或职业功能。

随着年龄的增长，认知功能通常会出现不同程度的下降。这些衰退本身并不是一种疾病。写这本书的时候，我已经72岁了。有一天，我想向朋友推荐《白鲸记》，却想不起作者的名字。我拼命回忆这本书是谁写的，但就是想不起来。怎么会这样呢？我从14岁起就知道《白鲸记》是赫尔曼·梅尔维尔写的。最近，我读了这本书的一半，觉得很费解，就放弃了。第二天，我再次试图记住梅尔维尔的名字，但又没记住。一周后，我又想记住《白鲸记》的作者，很快又忘记了。但不知怎的，在寻找这个名字的时候，我的脑海中出现了一位朋友的照片。我在想，为什么我会在这个时候看到我朋友赫尔曼的身影呢？当然，朋友赫尔曼的形象让我意识到赫尔曼·梅尔维尔就是我要找的作家。起初，我对这种健忘感到担忧，但当我记起自己已经遗忘的东西时，我又放心了。我的大脑运转正常，只是偶尔有点健忘，就像大多数上了年纪的人一样。如果我患有痴呆，我就不会记得我忘记了什么。

也就是说，我们的记忆不可能随着年龄的增长而变好。但如果真的如此，那岂不是很好？昆汀·塔伦蒂诺（Quentin

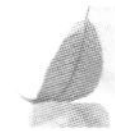

Tarantino）的电影《低俗小说》（Pulp Fiction）中有这样一句关于记忆的很好的台词。两个劫匪在洛杉矶的一家餐馆里争论着下一次要犯什么罪。其中一人厌倦了总是抢劫酒类专卖店，说自己再也不干了。他的女友兼同伙说，你每次都这么说。然后她又断言，一两天后你就会忘记自己说过有多讨厌抢劫酒类专卖店。男劫匪俯下身，用手指敲着桌子说："我遗忘的日子已经结束了，我回忆的日子才刚刚开始。"

随着年龄的增长，认知功能会出现不同程度的衰退，这很常见。但这些衰退本身并不是一种疾病。

衰老还与几种神经退行性疾病（如阿尔茨海默病和帕金森病）的患病风险大幅增加有关。年龄增长对健康人表现的影响取决于大脑的功能能力——它们并不完全是由大脑随着衰老而发生的变化或完全是由大脑疾病的发展引起的。在疾病发生之前，症状与病理和功能能力都有关系。同样的年龄或与疾病相关的大脑变化可能会对两个人产生不同的影响，这取决于他们之前的能力。这就是所谓的认知储备因素，也被称为认知复原力（第2章）。本书的核心重点是，我们可以通过选择生活方式来增强储备因素。

衰老和与年龄有关的疾病（如阿尔茨海默病）对大脑功能

的影响不仅取决于衰老和疾病的过程——这些过程对我们表现能力的影响取决于认知、身体、心理和社会储备因素。我们都需要增强这些因素，以减少衰老过程对功能的影响。当然，我们也希望减少与年龄相关的变化的发展，降低与年龄有关的脑部疾病的风险。我们将在第12～25章中讨论这些机会。

记忆有多种形式

记忆有多种形式。了解这一点很重要，因为许多中老年人都担心记忆力减退。近期记忆涉及短时间前发生的事件，而远期记忆则侧重于较长时间之前发生的事件。

远期记忆的迷人之处在于它很难评估。例如，在第二次世界大战的大部分时间里，美国的总统是富兰克林·德拉诺·罗斯福。然而，对我们许多人来说，这并不一定是一个远期的记忆，因为他的名字仍然经常在人们之间的谈话或写作中被提及（纽约市的东区高速公路就是以罗斯福的名字命名的）。我们之所以记得早年生活中的许多事件，一部分原因是几十年来我们一直在讲述这些事件。试着回忆一下很久以前发生的、你从未向他人讲述过的事件。这是非常困难的！据报道，当心理学家让·皮亚杰还是个孩子的时候，他的保姆曾击退了一名绑架者。作为对见义勇为的回报，皮亚杰的父母送给了保姆一块金表。皮亚杰经常回忆起这件戏剧性的事。保姆在死前不久承认，其实并没有发生过企图绑架孩子的事件；她是为了获得奖励而谎称发生了试图绑架孩子这起事件。皮亚杰对所谓绑架事

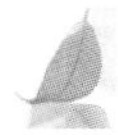

件的记忆看似可信，实则虚假。他只是根据别人说的故事，记住了这一并未发生的事件的生动性。我们的许多记忆不是对事件的记忆，而是对记忆的记忆。爱默生在《智力的自然史》中写道："有时我们会发现，记忆有自己的个性，它按照自己的意愿，自愿提供或拒绝信息，但这有可能并不真实"。"人们有时会问自己，难道记忆只是过客，而不是常驻民？"

重要的是要认识到，遗忘是大脑的一项重要功能，并不一定表示存在疾病。

当记忆是"过客"而不是"常驻民"时，可能有几种解释。重要的是要认识到，遗忘是大脑的一项重要功能，并不一定表示存在疾病。生活并不像"危险"游戏！像热门电视游戏节目中的参赛者那样自动回忆起随机事实对智力并不重要，更重要的是拥有其他更复杂的记忆形式。

下面我们来讨论一下阿尔茨海默病患者的失忆问题。这种患者的记忆问题往往仅限于最近发生的事件，而不是多年前发生的事件。其原因在于，患有阿尔茨海默病的人只是记忆三小时前发生的事件的能力受损了，而不是记忆三年前发生的事件的功能有问题。这就是所谓的编码，即大脑会创建记忆痕迹。记忆被编码后，必须将其储存起来，然后再进行回忆（检索）。阿尔茨海默病患者的三个记忆过程都会出现障碍：编码、存储和检索。要记住很久以前发生的事情可能主要取决于检索，而不是编码或存储，因为编码或存储可能在发病前就已经发生了。

另外，如果我试图回忆昨天早餐吃了什么，我可能会想不起来，很大程度上是因为我以前从未尝试过记住它，也从未说起过。然而，如果我试图回忆起早年的一些事情，那可能是我对这件事的记忆已经经过了多年的良好练习。练习对于增强记忆力有着极其强大的作用。患有渐进性记忆缺陷的人最不会忘记的事情可能是他们的名字，因为这是他们听过或说过的最常见的词。

情景记忆（即事件记忆）和程序记忆（即如何做某事的记忆）是由大脑中的不同系统负责处理的。阿尔茨海默病会严重损害情景记忆，但程序记忆受到的影响要小得多。情景记忆依赖于边缘系统的连接，其中涉及海马体和颞叶的相关结构。程序记忆涉及基底神经节和小脑。有些左右内侧颞叶均存在结构性损伤的人，他们的情景记忆严重缺陷，无法记住某一时刻到另一时刻的事件［这与2000年克里斯托弗·诺兰（Christopher Nolan）的电影《记忆碎片》（Momento）的情节差不多，该片讲述了一个男子因脑部的严重损伤而得了一种奇怪的“短期记忆丧失症”，他只能依靠一些零碎的小东西，诸如纹身、宝丽来快照来回忆生活中的事件］。然而，对事件记忆（情景记忆）较差的人可能保留了对动作的记忆（程序记忆），并能够学习新技能，即使他们不记得自己一直在练习这项技能。令人

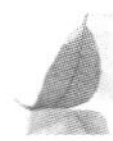

震惊的是，患有晚期痴呆症的人可能不记得自己会弹钢琴，但仍然可以坐在键盘前弹奏。我的一位叔叔在90岁时因中风患上了严重的痴呆，不能说话。但当他的妻子给他唱一首20世纪40年代的歌曲时，他竟然能正确地跟着哼唱，这让我们非常惊讶。

为了保留记忆，必须对记忆进行正确编码。如果没有正确编码，记忆就可能无法被唤起，从而导致失忆症（短期记忆丧失）。一个对最近发生的事情没有记忆的失忆症患者，可以一遍又一遍地对自己重复一个电话号码，并在有限的时间内将这个号码牢记在心，但是一旦他的演练被打断，记忆就会丢失。

在这里，我重点强调一下正确的记忆力测试方法：仅仅要求一个人记住某件事情，然后告诉他你希望他记住什么，再要求他回忆，这样的测试是不全面的。必须确保这个人有机会对记忆进行编码。如果我让一个人记住三个物体，五分钟后他却想不起来了，这可能是记忆出了问题，也可能是他没有集中注意力、没有理解任务或听力有问题。

此外，需要有一个分散注意力的间歇期来中断练习，因为工作记忆能为我们提供即时的回忆功能，可以短暂保留最近发生的事件。工作记忆被称为大脑的便条，是一种短期存储工具（如电话号码、邮政编码或方向指示）。

重要的是要记住，注意力在记忆功能中的重要作用（双关语）。一个男人因为记不住周末的晚餐约会而被他的伴侣指责为记忆力差，实际上他的记忆力可能并不差。他可能患有记忆障碍，但也可能是他的听力有问题或注意力不集中。这也可能是一种忽略策略的结果，因为男人认为伴侣说的话并不重要。哈佛大学心理学家威廉·詹姆斯说过："明智的艺术就是清楚地知道该忽略什么的艺术"（当然，这位男士的伴侣可能并不会这么想）。

"明智的艺术就是清楚地知道该忽略什么的艺术"。

有时候忽略会降低对认知功能的需求。一个人因为伴侣或配偶不记得某些事情而感到不安的情况并不少见，但有时候看起来健忘的人可能是认为正在讨论的事情不值得记住。这可能是一种常见情况，也就是表面上的健忘实际上是因分散了注意力（知道要忽略什么）引起的。抑郁症也可能导致严重的记忆问题。如果一个人满脑子都是悲伤的想法，就很难关注生活中发生的事情。

抑郁症对记忆的强大影响可以通过这样一个情景来说明。一名80岁的妇女正在为六个月前丈夫的去世而悲伤。她被要求记住三件事："鞋子、报纸和公共汽车。"她向测试者重复说出了这三件物体，说明她已经听到了。之后，测试者和她进行了简短的对话，然后要求她回忆起这三个物体。她只说出

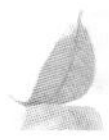

了“鞋子”，但回忆不出剩下的两个物体。这可能是由于阿尔茨海默病等脑部疾病造成的；也可能是因为“鞋子”这个词提醒她，她还不知道如何处理她丈夫的那些仍然放在他的衣柜里的鞋子。她对丈夫鞋子的记忆干扰了她对其他两件物品的记忆。通过这种方式，她的抑郁造成了记忆障碍（另见案例研究3）。

案例研究 3

一位84岁的退休教师近五年来记忆力逐渐减退，并伴有定向障碍和严重的近期记忆障碍。三十多年来，她一直饱受腹痛的折磨，即使经过多次治疗也没有找到病因。她说，她的腹痛通常能在晚上她丈夫帮她按摩脚时得到缓解。在她被诊断出患有老年痴呆后不久，她说她腹痛是因为她怀了双胞胎。她以前没有生过孩子。当我告诉她，由于她年龄比较大，如果怀孕，情况会很危险，她说：“没错，医生，我自己也很担心。我已经到了生孩子的年龄了”。这种情况对她来说压力很大。大约在同一时间，她又产生了另一种幻想，她说她有两个丈夫，一个是经常和她在一起的年龄比较大的丈夫，另一个是她很久没有见到的年轻的丈夫。她的丈夫说，有一次吃饭时，她让他摘下他们的结婚戒指，因为她在等另一个丈夫，一个年轻的男人，如果这个年轻的男人看到他戴着结婚戒指时会不高兴。我问她两个丈夫中谁是孩子的父亲。

“我不知道是哪一个，”她回答说，“但我记得那是一段美好的时光。”

这个案例说明，人们总要为发生在自己身上的事情找到一个原因。30多年来，她的腹痛可以引起注意力不集中的丈夫的注意。当她的认知能力受损时，她产生了妊娠妄想，以此来解释她的腹痛。近期记忆力的下降导致她认不出年迈的丈夫，因为她忘记了他已经老去。与此同时，她对年轻时的丈夫的记忆却相对保留完好，因为那是她记忆力未受损时的记忆。当然，如果能在阿尔茨海默病发病之前解决与她长期腹痛有关的心理问题，情况会更好。

为了记住，我们必须学会忘记

在给我女儿所在的三年级讲解大脑的知识时，我学到了一些关于记忆的重要知识。我们首先讨论大脑所有的功能。孩子们纷纷举手，非常出色地说出了大脑的各种功能。一个女孩举起了手，我让她回答问题：“大脑是做什么的？”她犹豫了一下，道歉说：“哦，我忘了。”这表明她不记得自己想说的话

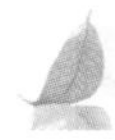

了。我告诉她，她是对的，她有了一个非常有价值的答案：那就是，遗忘是一个很自然的过程，它也是大脑的功能[48]！如果我们试图记住一切——我们读过的每本书的名字，邻居中的每一个人，吃过的每一顿饭，穿过的每双袜子，看过的每一场音乐会——我们的大脑就会不堪重负。

我们的日常生活非常复杂，不可能记住所有发生的事情。

大脑的容量不是无限的。健康的精神生活需要对生活事件进行评估，并有选择地保留那部分需要的记忆。关注这些自然过程可以帮助我们理解记忆力随着年龄增长而发生的变化。每个工作日我开车去医院时，都会把车停在一个多层停车场的水泥坡道上，在三楼、四楼或五楼。有时下班后，我找不到自己的车。原因可能不是我没有记住当天我把车停在哪里，相反，可能是因为我没有忘记前一天我把车停在哪里了。像这样的记忆错误并不是记忆错误，而是遗忘错误。世界上充满了无关紧要的细节，它们不需要我们注意，我们也不应该去回忆。试想一下，如果我们把早上发生的所有事情都记得清清楚楚，那么我们的记忆力将面临多大的挑战：我们穿的是哪双袜子，先穿的是哪一只，吐司上放的是无花果酱还是花生酱，我们喝了多少咖啡，上班路上堵了多少次车，遇到了多少红灯或绿灯，谁

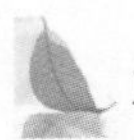

和我一起乘电梯？在我们身上发生的绝大多数事件都没有意义，没有必要记住。

遗忘还可以通过删除没有用的信息来增强思维的灵活性。想象一下，一名飞机驾驶员在下着暴风雨中的晚上准备降落——他肯定希望副驾驶不会说："机长，别忘了，我们飞机上有156名乘客，72名妇女、64名男子和20名儿童，还有14976磅的行李"。遗忘可以帮助分析当前的情况，因为它不会让意识背负与当前无关的过去经历。飞行员晚上在暴风雨中降落时，他当然也不想回忆喜剧电影《飞机》中那些模拟的暴风雨的场景。

遗忘是一个积极的过程，因为它是学习的必要条件。在遗忘过程中，较弱的神经元连接及其突触会被清除。这加强了我们记忆所需的神经元网络。大脑中被称为小胶质细胞的免疫细胞和免疫分子参与了清除较弱的突触的过程，从而使有些不重要的记忆得以抹去。令人兴奋的新研究表明，大脑中的这些对学习至关重要的分子和细胞受到微生物群的影响[13]。因此，关注影响微生物群的饮食和生活方式因素可以增强大脑功能。

注意力、感知和重复的重要性

注意力是记忆的一个重要方面，它与感知有着密切的联系。显然，我们很难记住没有感知过的东西。世界是由无数的刺激物组成的，人们也在尝试着去注意和回忆所有这些刺激物。但这是不可能的，大脑的处理能力无法关注世界上的一

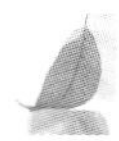

切。正因为如此，我们进化出了基于无数假设进行估计和预测的能力。因此，如果我听到“乔安娜去了图书馆，带了一本最棒的书回家”这句话时，我的大脑就会不自觉地预测到“书”这个词会在句子还没说一半的时候出现。例如，这个预测过程也会正确地预测出乔安娜没有在图书馆捡到蜥蜴。这种假设能力造就了我们的阅读能力和语言处理能力。同样，由于我生活在北美，如果我在我家附近的树上看到一只毛茸茸的小动物，我会认为那是松鼠或花栗鼠。我不会联想它是小猴子或树懒的可能性。这种关于树上动物是什么的假设并不需要我的注意。如果我在余光中看到了这种动物，我的大脑就会不自觉地做出这种假设。当我在城市里开车时，我会注意汽车在车道上的位置、车速、交通信号和标志以及行人。但我不可能关注其他一切，比如商店的招牌、有多少人进入商店、行人穿什么衣服、行人是高还是矮、行人是否遛狗，如果遛狗，遛的是什么狗。如果要安全驾驶，所有这些因素都不需要注意，也不能占据我的注意力。

我们都知道，练习可以增强记忆。

如果我重复这句话呢？

我们都知道，练习可以增强记忆。

准确重复这句话中的每一个不寻常的词组都会增强你对这句话和它所代表事实的记忆。如果你回去数一数，看看每个句子中有几个词或词组，并检查两个句子是否完全相同，你对句子的记忆会更加深刻。我们通过增强神经元的连接来学习，我们练习得越多，神经连接就越强，从而提高记忆力。

结论

健康人的记忆力和学习速度会随着年龄的增长而下降，而他们对事件和单词的了解会增加。老年人比年轻人拥有更多的智慧结晶（知识、事实和技能），并且他们可能对环境有更多的理解。老年人的长期经验可以产生智慧，这是平衡功能丧失的一个有利因素。

幸运的是，我们可以采取一些措施来增强衰老过程中的记忆功能。这些措施涉及行为策略、饮食、运动、心理活动、药物以及对四个多重储备的关注。

（李　阳）

第5章　衰老引起的神经退行性疾病

> 综上所述，我们所面对的似乎是一种特殊的疾病。在过去的几年里，类似的病例越来越多。
>
> 这一事实告诫我们，不要满足于将临床上无法确定的病例强行归入公认的疾病类别。精神疾病的种类肯定比我们教科书中所列的要多。
>
> ——译自阿洛伊斯·阿尔茨海默的德文原稿（1907年）

痴呆和阿尔茨海默病

与衰老最相关的脑部疾病有哪些呢？阿尔茨海默病就是一个很好的例子。它是一种神经退行性疾病，也就是说，它是以神经系统的结构和功能逐渐恶化和丧失为特征。只有约1%的阿尔茨海默病病例是由基因缺陷引起的。阿尔茨海默病等神经退行性疾病最重要的风险因素是年龄。

人们对阿尔茨海默病和老年痴呆症存在很大的误解，认为它们是同一种疾病。其实它们并不是一回事。我们先从痴呆症说起。痴呆症是指一种临床综合征（一组持续出现的症状），患者表现为智力丧失，通常涉及记忆、视觉-空间功能、语言、感知、情绪、行为和执行功能。痴呆症几乎总是伴有记忆力下降，尤其是对近期事件的记忆力下降。“痴呆”一词类似于“头痛”，因为“头痛”一词并不表示其病因。引起头痛的原因有很多，同样，引起痴呆的原因也有很多，其中阿尔茨海默病是痴呆综合征最常见的病因。

重要的是要认识到，“痴呆”一词并不是明确的诊断。“衰老”一词也仅表示“年老”，因此没有任何其他信息价值。有些医生可能会把65岁之前发病的人称为“先兆性痴呆”，但这个词同样没有指明病因。这也是一种年龄歧视，缺乏意义。“老年性”“衰老”或“老年痴呆”这些术语已经过时，不应该再使用。

对每个有认知障碍的患者都需要进行全面的评估以确定其病因。由于“痴呆”“先兆痴呆”“衰老”或“老年痴呆”都不是明确的诊断，如果医生使用这些词语作为最终诊断，则是无知或疏忽的表现。这些称谓只是对疾病症状和体征的描述，并不能说明病因。

阿尔茨海默病的统计数据

由于人们的寿命越来越长（在许多中高收入国家，增长最快的人口是85岁以上的老人），全球阿尔茨海默病病的发病人数预计每20年就会翻一番。65岁以后，阿尔茨海默病的流行率和发病率每五年翻一番。正因为如此：

70岁无痴呆症的男性在其一生中患痴呆的概率平均约为27%；70岁无痴呆症的女性患痴呆的概率估计为35%[49]。

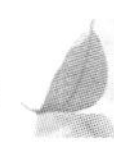

大约30%～40%的人在90岁时会患有与阿尔茨海默病相关的痴呆症。女性患阿尔茨海默病的风险较高，其原因尚不清楚[50]。

60%～80%的痴呆是由阿尔茨海默病引起的，其他病因包括路易体痴呆、额颞叶变性、帕金森痴呆和血管性认知障碍。许多阿尔茨海默病患者的脑血管也会发生病变，包括大大小小的中风、出血以及与脑血管疾病相关的组织损伤。研究表明，在美国，与白人相比，非裔美国人罹患阿尔茨海默病的风险可能高出2倍，西班牙裔高出1.5倍[51,52]。这可能是由于这些群体中血管疾病、 高血压、 肥胖和糖尿病的发病率较高。在世界其他地区，非洲人和印度人患阿尔茨海默病的风险比北美和欧洲人低，这可能是因为非洲人和印度人的体力劳动水平高，以及低脂肪、高纤维的饮食。

另外，社会和经济因素对阿尔茨海默病的影响显而易见。受教育年限对阿尔茨海默病的发病具有保护作用，这一点已在第2章中讨论过。受教育年限和教育质量与全世界的经济因素密切相关。教育以及家庭和工作中的脑力活动是认知储备的重要组成部分。

阿尔茨海默病有哪些征兆?

阿尔茨海默病患者通常在认知功能的多个方面出现问题，包括以下方面的障碍：

- 近期记忆障碍，但却具有相对完整的远期记忆（回忆很久以前发生的事情）；

- 视觉空间功能障碍，包括分析我们所看到的事物以理解空间关系；
- 寻找路线的能力障碍；
- 计划和预测障碍；
- 抽象、推理、决策障碍；
- 自我调节障碍；
- 注意力障碍；
- 行为控制障碍；
- 判断力障碍；
- 情绪调节障碍；
- 言语流畅性障碍。

上面列出的许多项目都被称为执行功能，这是我们用于管理认知任务和行为的高级技能，执行功能发生障碍是由额叶（在眼睛的上方）以及基底神经节、丘脑、颞叶和顶叶的问题引起的。执行功能出现问题的人在组织活动、多任务处理、找词和计划方面会遇到困难。他们可能会情绪低落，行为举止不合时宜，或者对活动失去兴趣，近期记忆力差，理解力差。执行功能出现问题的人往往对其缺陷的本质缺乏洞察力。

阿尔茨海默病患者的表现多种多样，但最常见的是近期记忆功能丧失。发病过程通常是渐进性的，并且病情会持续进展。随着时间的变化，进展通常很缓慢，从出现症状到死亡的时间约为10年，但持续时间缩短或延长的情况也很常见。这种

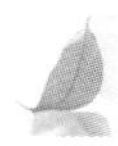

疾病现在已经有年轻化的趋势。阿尔茨海默病患者的症状表现形式差别很大的原因尚不清楚。

轻度认知障碍（MCI）是指认知功能受损但不影响社交或工作的状况。MCI患者可以完全独立生活，三年内发展为阿尔茨海默病的几率约为50%，并且他们可能会发展为其他疾病，包括血管性认知障碍、路易体病和额颞叶变性。也有部分患有MCI的人病情有所改善，没有发展为痴呆。轻度认知障碍是指介于正常功能和痴呆之间的损伤程度。MCI患者多半是因为自己曾经有记忆障碍的记录，或家庭成员抱怨说，其有认识障碍，但他们的日常生活活动正常、社交或职业功能并没有下降，其他方面的认知功能通常也正常，没有痴呆。还有一些其他形式的MCI并不涉及记忆丧失。

人们通常认为，患有阿尔茨海默病的人并不知道自己患有这种疾病，这是不正确的。有些人常常会担心自己患有这种疾病——有时他们的担心可能是正确的；还有许多人认为自己患有阿尔茨海默病或其他严重问题，但其实他们并没有患上这种病。尽管许多阿尔茨海默病患者可能会意识到自己的认知缺陷，但还有许多人并不知道自己认知受损的性质和程度。不幸的是，这种忽略可能会导致他们难以获得适当的评估和治疗。最好的办法是采取一切必要的措施让他们接受检查——这可能是生死攸关的问题。

阿尔茨海默病患者发生谵妄的风险会增加，谵妄会导致严重的认知障碍和意识水平波动，通常伴有幻觉（不真实的感知）和妄想（错误的信念）。谵妄通常与全身性疾病以及药物的作用有关。谵妄是一个很好的例子，足以说明保持四种储备因素适当平衡的重要性。例如，一位 80 岁的阿尔茨海默病早期患者可能在家里过得很好，但如果他经历了重大的生活变故（配偶去世或换药），就可能导致谵妄。可能与阿尔茨海默病相互作用导致谵妄的身体病理因素包括肾功能损害、尿路感染、呼吸困难、肺炎、贫血、疼痛、便秘和其他因素以及药物。出现谵妄是一个重要的迹象，表明身体出现了一些严重的问题，必须尽快采取补救措施。心理和社会储备因素不足也会引发谵妄，如悲伤、抑郁、失去朋友、丧失行动能力、孤独和经济压力等。

阿尔茨海默病的第一个病例

了解第一个病例对探究阿尔茨海默病患者的大脑中究竟发生了什么变化很有帮助。1907年，巴伐利亚神经精神病学家阿洛伊斯·阿尔茨海默（Alois Alzheimer）首次报告了这种疾病。阿尔茨海默先生一直致力于研究行为疾病的大脑起源。当时最常见的疾病是神经梅毒。阿尔茨海默师从细菌和大脑早期染色技术的研发者卡尔·魏格特学习病理学。作为一名年轻的临床医生，阿尔茨海默曾受邀陪同一位患有梅毒的患者及其妻子游览埃及。他们到达埃及后，病人去世了，阿尔茨海默陪同遗孀娜塔莉·盖森海默（Nathalie Geisenheimer）回家。后来他娶了她，她用自己的资源支持他的研究事业。阿尔茨海默是一

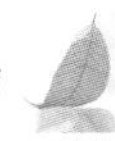

名出色的小组课老师，但他讲大课的能力却很差。他的学生们很喜欢他，因为他会给予他们每个人独特的关注，而且非常有幽默感。每天下班后，实验室的每台显微镜旁都会有阿尔茨海默的雪茄烟头。

阿尔茨海默病患者中有一位名叫奥古斯特·德特（Auguste Deter）的女性患者，她在51岁时出现了严重的记忆力下降和表达困难。她还出现了妄想症（假象），并指控自己的丈夫有外遇。在她55岁去世后，阿尔茨海默研究了她的大脑。结果表明，她没有患神经梅毒（当时梅毒是导致精神行为问题的常见原因）。她的大脑显示神经元内累积了纤维状（像纤维一样）物质，后来被称为神经纤维缠结。1906年，阿尔茨海默在德国西南部精神病学家协会的一次会议上展示了他对德特大脑的研究结果。阿尔茨海默在会上的发言是唯一一次没有引起任何讨论的发言（瑞士精神病学家卡尔·荣格当天也发表了演讲）。听众们可能不知道该如何评价阿尔茨海默的报告。

阿尔茨海默并不认为奥古斯特·德特的问题与常见的老年人痴呆有区别，后者在当时被称为老年痴呆或老年精神病。然而，由于学术上的竞争，阿尔茨海默的领导埃米尔·克雷佩林（1856—1926年，阿尔茨海默工作过的慕尼黑皇家精神病诊所主任）于1910年在其精神病学教科书中以阿尔茨海默病命名了这种疾病，并明确指出它发生在年轻人身上，以区别于更常见的老年人痴呆症。克雷佩林是当时世界上首屈一指的精神病学家，几十年来他的教科书一直是该领域最重要的著作。克雷佩林希望将这一荣誉授予他在慕尼黑的小组中的德国成员，而不是在该领域从事类似工作的捷克人阿诺德·皮克（Arnold Pick）或奥斯卡·费舍尔（Oskar Fischer）。魏格特、费舍尔、皮克和阿尔茨海默的妻子都是犹太人。克雷佩林的反犹太主义可能也是他选择以阿尔茨海默来命名的原因之一[53]。

对阿尔茨海默病的误解

在1907年的阿尔茨海默病报告发表后，痴呆症这一主题就很少再受到关注。这是因为人们错误地认为，老年痴呆通常是由“颈部动脉硬化”（也称为颈动脉粥样硬化）引起的。在二十世纪的大部分时间里，我们现在所说的阿尔茨海默病的术语是脑器质性综合征、老年性精神病、老年痴呆、衰老和脑动脉硬化症的统称。显然，痴呆的确可能由脑血管疾病引起，但阿尔茨海默病是更常见的病因。1951年，马里兰州贝塞斯达国家卫生研究院的西摩·凯蒂及其同事发现，患有当时所谓的“老年性精神病”的人脑血流量减少，从而加剧了这一错误认识[54]。后来，凯蒂的研究小组发现，血流量减少是氧气和葡萄糖消耗减少的结果，而不是原因。

直到20世纪70年代，阿尔茨海默病一直被认为是一种罕见病，是由脑血管问题引起的。由于血管疾病没有很好的治疗方法，研究人员和医生对此疾病也未给予特殊的关注。普遍存在的性别歧视可能也是造成这种偏见的原因之一，因为阿尔茨海

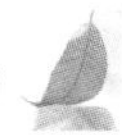

默病中老年女性比老年男性多得多。在美国，85岁及以上的老年人中，患阿尔茨海默病的男性女性之比为100：187（2017年的数据）。阿莱森·麦格雷戈（Alyson McGregor）博士于2020年出版了《性别问题：以男性为中心的医学如何危害女性健康——以及我们能做些什么》一书回顾了缺乏对女性的医学研究是如何影响她们的医疗保健的。如今，我们知道阿尔茨海默病并不罕见，它很常见。我们还知道，阿尔茨海默病是一种神经元疾病，而不是血管疾病。

阿尔茨海默病的第一个病例死于55岁，但在阿尔茨海默病最初报告之后的70年里，65岁以上人群中更常见的痴呆症在很大程度上被忽视了。1976年，纽约阿尔伯特·爱因斯坦医学院的神经学家罗伯特·卡兹曼（Robert Katzman）指出，伴有神经纤维缠结和老年斑的早发性痴呆（发生在65岁之前）和晚发性痴呆相似，很可能是同一种疾病。卡兹曼在他的论文《阿尔茨海默病的发病率和恶性程度：一个主要杀手》中指出，阿尔茨海默病的主要风险因素是老龄化，而全球的老龄人口正在快速增长，这明确地表明阿尔茨海默病将成为一个全球关注的重大问题[55]。

老年人记忆力衰退并严重影响日常生活是不正常的。

老年人有严重的记忆障碍正常吗？如果一个老年人的记忆

力衰退到严重影响日常生活，这是不正常的。正如前面所讨论的，记忆功能会随着年龄的增长而下降，但与年龄相关的健忘并不会影响日常生活活动，这一点在第4章中已经讨论过。

阿尔茨海默病患者的大脑出了什么问题?

为了了解如何做才能延缓或预防阿尔茨海默病的发展，明确大脑变化的性质很有帮助。受阿尔茨海默病影响的大脑会出现多种异常。神经元所在的大脑皮层会出现脑实质减少，即脑萎缩。神经纤维缠结是一种叫做tau蛋白在细胞中的沉积（结块）。与缠结同时出现的还有细胞间更大的β-淀粉样蛋白沉积（称为斑块），它也是一种聚集蛋白。科学家认为，这两种纤维状蛋白会损伤神经元，导致炎症和神经元死亡。研究还发现，在阿尔茨海默病患者的大脑中，大脑的支持细胞——神经胶质细胞——变得异常活跃。目前还不清楚这种炎症反应是对这些沉积物的反应，还是促成了这些沉积物的形成（在疾病发展的不同时期也可能两者都有）。血管中也有β-淀粉样蛋白的沉积，会对血液循环造成损害，导致血流量减少，有时还会出现大脑和小脑出血。这种疾病伴随着过量的自由基——氧和葡萄糖代谢的产物，会损害蛋白质、脂类、碳水化合物和DNA，这是疾病过程的核心。这一过程被称为氧化毒性。

1985年，乔治·格伦纳（George Glenner）和他在美国国

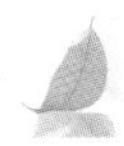

立卫生研究院的同事们取得了重大突破，他们发现了斑块核心蛋白质的氨基酸序列。利用这一信息，研究人员了解到，这种现在被称为β–淀粉样蛋白的蛋白质是由21号染色体上的一个名为淀粉样前体蛋白（APP）的基因形成的。这就解释了为什么唐氏综合征患者几乎总是在30～40岁之后出现阿尔茨海默病的行为和结构异常；他们有三个APP基因拷贝，因此，他们比未患唐氏综合征的患者多产生50%的这种蛋白质。有关β–淀粉样蛋白及其母体蛋白APP结构的信息帮助伦敦和其他地区的遗传学家确定了导致早发性阿尔茨海默病的突变基因（见第11章）。

蛋白质沉积和蛋白质折叠

过去二十年中，利用分子生物学和正电子发射断层扫描脑成像进行的研究表明，阿尔茨海默病患者大脑中最早发生的变化是β–淀粉样蛋白在皮质中的沉积，随后是tau蛋白沉积，然后是皮质萎缩（皮质物质损失）。只有当这个过程在大脑中进行10～20年后，才会出现明显的认知障碍。现在已经清楚，阿尔茨海默病的发展是一个非常缓慢的过程，在出现最初的症状或体征之前很多年就开始了。好消息是，由于大脑变化的进程非常缓慢，我们有机会通过关注四个储备因素（特别是我们的活动和饮食）来延缓其进展。

好消息是，由于大脑变化的进程非常缓慢，我们有机会通过关注四个储备因素（特别是我们的活动和饮食）来延缓其进展。

阿尔茨海默病是一种蛋白质疾病。蛋白质存在于细胞的细胞质中，是由细胞的DNA决定的一连串组件（称为氨基酸）构成的。蛋白质在形成过程中并不具有三维结构。为了让蛋白质发挥作用，它必须有正确的结构。这种结构可以是螺旋形，类似于DNA结构中的两条链之一，也可以是其他盘绕形式。分子的一部分折叠到蛋白质的其他部分，使其具有正确的三维结构。这种正确结构的形成过程称为蛋白质折叠。蛋白质形成正确的结构至关重要；如果没有生成正确的结构，蛋白质可能会失去功能，也可能有毒。蛋白质结构上的错误称为错误折叠，是认识阿尔茨海默病的关键。

每个细胞都有一个蛋白质折叠质量的控制机制，该机制会对折叠过程进行评估，并回收折叠不正确的蛋白质的氨基酸。蛋白质可以折叠成交叉β–褶皱薄片，在这种薄片中，分子的各个区域紧密地相互折叠在一起，形成一个非常稳定且不易被破坏的组件。具有大量β褶皱薄片的蛋白质被称为淀粉样蛋白。蜘蛛网的丝就是淀粉样蛋白的一个例子。由于丝蛋白的片段与自身紧密结合，蜘蛛网的丝也许是世界上最坚固的物质，而其重量却很小。“淀粉样蛋白”一词并不是指一种特定的蛋

白质，而是指其独特的三维结构。

淀粉样蛋白结构的一个重要特点是具有潜在的“可传播性”。一种淀粉样蛋白可导致另一种相同或相似的蛋白形成淀粉样蛋白的结构，诺贝尔奖获得者、神经学家斯坦利·普鲁西纳（Stanley Prusiner）创造了一个术语，将有能力将其他蛋白质转化为类似结构的蛋白质称为：朊病毒（蛋白质感染因子，proteinaceous infectious agents）。这些病原体的传染性意味着异常的蛋白质结构可以在体内传播——从身体的一个区域传播到另一个区域，从大脑的一个部位传播到另一个部位。然而，患有阿尔茨海默病、帕金森病或肌萎缩侧索硬化症（ALS）的人无法将疾病传染给其他人。

蛋白质折叠的质量控制对大脑尤为重要，因为神经元是人体内寿命最长的细胞之一。肝细胞终生都在进行新旧交替，但神经元大多是不能分裂的，它们从出生时就存在。正因为如此，神经元更容易受到与蛋白质折叠错误相关的损伤积累的影响。在过去10年中，人们发现阿尔茨海默病、帕金森病和渐冻症患者大脑中沉积的蛋白质具有淀粉样蛋白的特征，这种特征可以从身体的一个部位传递到身体的另一个部位，在某些情况下还可以从一种动物传递到另一种动物。这一过程被认为是异常折叠蛋白质从肠道传入大脑和从鼻子传入大脑的原因。有人认为，神经变性的疾病过程就是这样开始的[56,57]（见图5）。了解这些疾病的发病机制有助于我们发现可以采取哪些措施来降低罹患这些疾病的风险，并增强我们对大脑变化的抵抗力。

第20章回顾的饮食方法可能有助于通过肠道细菌的作用降低大脑中蛋白质的错误折叠率。

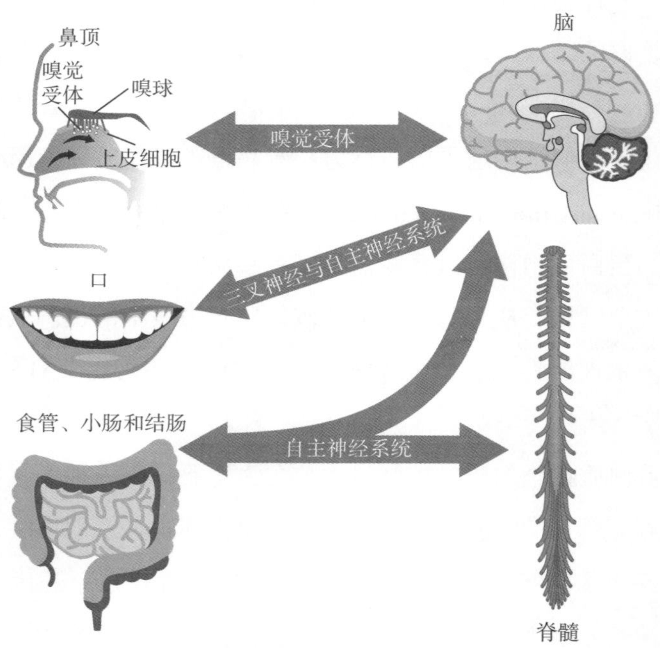

图5　从肠道到大脑以及大脑到肠道的途径

肠道、口腔、咽喉和鼻腔中的肠道微生物因子可以通过自主神经系统和颅神经影响大脑和脊髓。自主神经系统是我们控制系统的重要组成部分，它大多在无意识的情况下运作，并管理生理功能，如心率、消化、肠道运动、呼吸、排尿和性功能。这些途径可以双向发挥作用。通过这些途径转移的物质可以包括微生物、蛋白质和其他分子。血液循环也可能是一种转移途径（转载自参考文献56）。

炎症在阿尔茨海默病中的作用

了解炎症在阿尔茨海默病中的作用非常重要，因为我们可

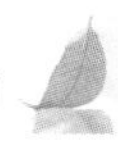

以通过关注多种储备来影响炎症的活动。炎症涉及先天性免疫（循环免疫细胞和大脑免疫细胞的快速第一反应）和适应性免疫系统（可能持续终生的较慢的长期记忆免疫反应）。被称为小胶质细胞的脑细胞具有免疫监视功能，可以监测环境中的致病因素，如病毒或毒素。小胶质细胞还帮助建立神经元之间的连接（突触形成），提供生长因子，并清除不需要的细胞和突触。它们还负责监测大脑蛋白质的产生和清除。

免疫系统的功能还可分为抵抗力和耐受性（免疫系统的这两个方面都涉及先天性和适应性免疫）。抵抗力通过对抗微生物的生长和传染来保护我们免受疾病侵袭；耐受性则在不改变微生物生长的情况下限制疾病范围[58,59]。我们需要免疫系统来保护我们免受微生物过度生长的危害，这就是抵抗力。同时，我们也需要免疫系统来耐受存在于我们体表和体腔中的微生物。正如您在第8章“微生物群”中所看到的，这些生物是生命所必需的，也是必须耐受的。我们体内的微生物已经进化出了增强这种耐受性的能力。因此，我们的免疫过程在很大程度上受到微生物的影响。这些功能会影响我们储备能力的性质，因为它们会影响大脑对与年龄有关的变化的反应。一位80岁的老人在大脑中出现β–淀粉样蛋白斑块以及其他聚集蛋白沉积已有15年之久，如果淀粉样蛋白沉积物能够被耐受，而不是被免疫系统作为攻击目标，那么他的情况可能会更好。有证据表明，免疫系统对与年龄有关的大脑变化的反应可能具有破坏性，而我们的饮食可能会影响这种耐受性的发展。

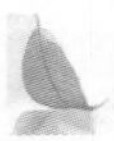

我们能否干预大脑中阿尔茨海默病的发展过程?

我们讨论中的一个关键因素是，我们的生活方式会影响这些过程，包括蛋白质的错误折叠、自由基的产生和炎症。如果身体受到自由基的压力，或者错误折叠的蛋白质产生过多，细胞蛋白质折叠的质量控制机制就会不堪重负，进而变得无效。而淀粉样蛋白形成的传递和启动与饮食有关。大脑中的自由基也会受到饮食的影响。体育锻炼和脑力锻炼对阿尔茨海默病的发生也有保护作用。第12～25章回顾了生活方式与阿尔茨海默病发病过程之间的许多相互作用。一些关键信息是：（a）行为（我们做的事）会影响疾病本身；（b）如果疾病真的发生了，我们的行为会影响疾病的转归。（a）和（b）两种途径都受到多种储备因素的影响。

一些关键信息是：（a）行为（我们做的事）会影响疾病本身；（b）如果疾病真的发生了，我们的行为会影响疾病的转归。（a）和（b）两种途径都受到多种储备因素的影响。

生理和精神活动有助于大脑中产生生长因子，从而增强认知储备，这有助于延缓阿尔茨海默病的进展，并增强大脑对该过程引起的行为变化的抵抗力。正如第20章所讨论的，类似的

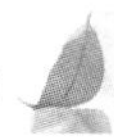

关系也适用于饮食措施。

应向谁咨询痴呆症的诊断和护理?

神经内科、精神病学、老年医学和家庭医学领域的医生和执业护士都可以提供这种重要的评估。最重要的是，医疗服务提供者必须在这一领域拥有丰富的经验和浓厚的兴趣。遗憾的是，由于经济原因，许多地方的大学、医院和其他机构都不愿提供这种全面的评估和干预。最佳的诊断方法是进行全面的精神状态检查，包括标准化测试，有时也包括由神经心理学家进行的一系列测试。贫血或白血病也可能导致患者出现与阿尔茨海默病相似的症状，因此需要进行血细胞计数。肝脏和肾脏疾病也可能导致类似阿尔茨海默病的脑功能障碍，因此需要进行全面的代谢检查。甲状腺功能减退和亢进也会导致明显的记忆问题，而维生素B_{12}缺乏也可以导致痴呆症，在纠正病因后，这类痴呆症是可以治愈的。高同型半胱氨酸血症与阿尔茨海默病和中风的风险增加有关；高同型半胱氨酸血症还与缺乏维生素B_{12}、B_6和叶酸有关，而缺乏维生素B_{12}、B_6和叶酸可以通过补充来纠正。如果在60岁之前病情进展迅速，可能还需要检测艾滋病毒和梅毒血清学，并进行脑电图（EEG）、腰椎穿刺等其他检查。每个病例都需要进行计算机断层扫描（CT）或磁共振成像（MRI）的脑神经成像检查，以进行全面评估。每个记忆力减退或怀疑患有阿尔茨海默病的人都应由对这一问题有经验和兴趣的专业医务人员进行评估。

每个记忆力减退或怀疑患有阿尔茨海默病的人都应由对这一问题有经验和兴趣的专业医务人员进行评估。

在许多病例中，阿尔茨海默病诊断的准确性可以通过上述检查和评估得到验证，诊断的准确性可达80%～90%。通过正电子发射断层扫描（PET）进行淀粉样蛋白扫描，或通过脊椎穿刺分析脑脊液中阿尔茨海默病相关蛋白的含量，可以提高诊断的准确率。最近，血液中阿尔茨海默病相关分子的检测已被证明对该疾病具有高度的敏感性和特异性。在某些情况下，检测可将诊断的准确性提高到95%以上。这些检测的适应证与患者的年龄有关。对于70岁以上的人来说，这些检查的价值较低，因为检查结果可能表明，如果这个人活到80岁或以上，就会患上阿尔茨海默病，而不一定表明在检查时，这种疾病就是其功能受损的原因。在85岁时，大脑中有阿尔茨海默病发病迹象但没有痴呆症表现的人数是有痴呆症表现的人数的三倍[60]。

有明显记忆障碍的老年人的朋友和家人往往会认为他们的亲人一定是得了阿尔茨海默病，而且没有任何办法可以治疗。这是一个严重且危险的错误认识，因为许多老年痴呆症患者的

病情是可以治疗和逆转的。常见的情况是，老年人因为服用了错误的药物和药物组合，导致出现了记忆问题，而这些问题是完全可以逆转的。同样，老年人可能患有未被发现的抑郁症，通过适当的治疗或药物，他们的生活质量和记忆障碍也能得到改善。每个有严重记忆问题的人，无论年龄大小，都需要由经验丰富的医护人员进行评估。

阿尔茨海默病的危险因素和保护因素

阿尔茨海默病的危险因素包括年龄、女性、头颅损伤史、高脂肪饮食、吸烟、酗酒、高血压、抑郁、糖尿病、缺乏体育锻炼、工作中缺乏脑力锻炼、娱乐活动中缺乏脑力锻炼、受教育程度低和肥胖。其中许多因素都是可以改变的，采取适当措施就可以减少它们的影响。血管风险因素尤为重要，其中包括：高血压、冠心病、房颤、睡眠呼吸暂停、抑郁症、充血性心力衰竭、高脂血症、肥胖症和糖尿病。中年时期的高血压与阿尔茨海默病的晚期发展尤为相关[61]，最好通过控制血压以减少该疾病的发生。由于大多数阿尔茨海默病的发病年龄相对较晚，推迟发病年龄可能意味着许多人活不到发病的年龄。如果将发病年龄推迟5年，该病的发病率就可以减少一半。据估计，全球多达33%～50%的阿尔茨海默病病例可归因于潜在的可改变风险因素[62]。中年时期从事与认知相关的职业或活动与较低的阿尔茨海默病风险以及较慢的认知衰退有关[16,17,63]。第12～25章介绍了降低疾病风险和进展速度的方法。

由于大多数阿尔茨海默病的发病年龄相对较晚，推迟发病年龄可能意味着许多人活不到发病的年龄。

阿尔茨海默病的治疗方法

遗传学研究发现了几种重要的代谢途径，它们与阿尔茨海默病的遗传形式有关。这些研究成果促进了实验性疗法的研发，目前这些疗法正在进行评估。遗憾的是，在过去20年中，这些方法的临床试验并没有取得有效的成果。这里面的一个大问题是，目前还没有非遗传性阿尔茨海默病的动物模型，而人类99%的病例都是非遗传性阿尔茨海默病。大多数动物研究都使用了基因异常的小鼠，而99%的患者都没有这种基因异常。阿尔茨海默病患者可以使用胆碱酯酶抑制剂和谷氨酸受体阻滞剂进行治疗，这些药物可能会改善记忆力和一般行为，但效果都一般[64]。这些药物的副作用包括心率减慢、恶心、呕吐和失眠[64]，使用抗抑郁药可能有助于减少这些症状。第11章和第23章将讨论基因和临床试验。

2021年6月7日，美国食品和药品管理局（FAD）批准了用于治疗阿尔茨海默病的单克隆抗体阿度卡单抗（Aduhelm）。该药物的作用机理是与大脑中的β-淀粉样蛋白结合。正电子发射计算机断层扫描（PET）显示，它能有效清除大脑中的沉

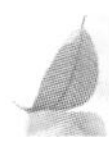

积物。然而，随着治疗时间的推移，认知能力的下降变化不大。此外，超过40%的患者在输液后可能会出现严重的脑水肿。2020年11月，在美国食品和药品管理局最终批准之前，该机构的一个科学顾问小组以10票对0票的投票结果反对批准这种制剂。该抗体的开发商百健公司（Biogen）宣布，该制剂的年售价为28 000美元。因此，几家领先的医疗中心已经宣布，由于该药品成本高昂、受试者功能改善幅度小以及副作用风险大，他们将不会将这种药物纳入处方药。出于这些原因，我也不会用这种药物，并建议患者与其服用一种无效且存在潜在风险的药物，还不如参加其他疗法的临床试验。参加临床试验有可能让患者获得真正有效的药物。

可治疗和潜在可逆的痴呆症

怀疑患有阿尔茨海默病的人的病情也有可能发生逆转，这种情况并不少见（见案例研究4），因此，有记忆障碍症状的患者必须由对痴呆症感兴趣且有经验的医生进行全面评估。可逆转或可治疗的痴呆症的三大可能性发病原因分别是：多药治疗（药物相互作用）、抑郁和全身毒性代谢疾病。药物通常会导致老年人认知障碍。第23章将讨论这一重要主题。抑郁症也会导致认知障碍，即使有时患者并未意识到自己患有抑郁症。多种全身毒性代谢疾病也会导致认知功能减退。这些病症包括身体各个器官系统的紊乱。仅列举其中的几种病症，包括贫血、维生素B_{12}缺乏症、维生素B_1缺乏症、白血病、肾衰竭、吸收不良、充血性心力衰竭、尿路感染、甲状腺功能减退和其他内分泌失调、硬膜下血肿（脑出血的一种形式）、艾滋病毒/艾滋病和慢性阻塞性肺疾病。由于这些疾病会导致与阿尔茨海默病相似的认知问题，因此有必要进行筛查性血液化验，以确定是否存在这些疾病。每个年龄段的人都有可能患痴呆症。

每个年龄段的人都有可能患痴呆症。

案例研究 4

一位76岁的老人到我的认知障碍门诊就诊，主诉是健忘，而且是逐渐发生且缓慢进展的。过去两年来，他一直忘记每天是周几以及最近发生的其他事情。不过，他的健忘并不影响他的日常生活。由于健忘，他喜欢整天躺在床上。他睡眠质量不好，经常惊醒。在继子因车祸去世后，他还患上了抑郁症。他没有神经或精神疾病的家族史。检查时，他对日期感到迷糊，两分钟后无法想起五个物体中的任何一个，无法复制一个立方体，时钟上的指针也画错了。

我问了他的用药情况，他的医生给他开了两种抑制中枢神经系统功能的药物，地西泮（安定）和莨菪

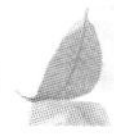

碱。地西泮是一种镇静剂，代谢缓慢，其半衰期超过30小时。也就是说，服药30小时后，血药浓度才会下降一半。因此，每天24小时服药会导致血药浓度过高。我建议患者停止服用这两种药物。众所周知，莨菪碱会干扰大脑的神经传导，尤其是对老年人。建议他在一个月内逐渐停用这两种药物。我最初的诊断是，他认知能力的逐渐下降是由地西泮和莨菪碱中毒引起的。

两个月后，他再次来到我的办公室复诊时，他已经不再服用这两种药物了。结果，他的精神状态得到了恢复，并在精神状态测试中表现正常。他不再整天躺在床上，还能参加以前的活动。这是一个可治疗、可逆的痴呆症病例。由此可见，每一位患者都应该接受全面的评估，看看是否能找到致病因素，如果能找到明确的致病因素，也许病情可以逆转。2020年，我和同事在《神经病学》杂志上介绍了这个病例[65]。

1989年，我在《美国医学会杂志》（Journal of the American Medical Association）上也发表过一个类似病例[66]。一位74岁的妇女来找我，她的痴呆症也是可以治疗的。我将发现此类病例的过程称为“可治疗的痴呆症的传奇”。对于历史上的挪威维京人来说，“传奇”

一词是用来描述“英雄故事”的。我觉得这个词可以很好地说明，寻找可治疗的痴呆症的过程需要坚韧不拔的精神和勇气。

额颞叶变性

额颞叶变性（FTLD）（以前称为匹克病）是一种神经退行性疾病，主要影响大脑的额叶和颞叶。FTLD常常在65岁之前发病，与阿尔茨海默病相比，FTLD会导致不同的行为异常。

FTLD患者可能会出现以下三种临床表现之一：

1.说话困难，找不到词，通常会导致口吃，称为原发性进行性失语；

2.存在一种称为“行为变异”的表现，即无法自控（抑制消失），患者会说出伤人和不恰当的话，通常伴有粗鲁的性行为、过度和不合理的消费以及异常的食欲（见案例研究5）；

3.表现为一种称为“语义痴呆”的认知功能丧失，患者会逐渐忘记学过的知识且不理解词语的意义。

FTLD的行为异常通常起病缓慢，逐渐发展，通常包括妄想和幻觉、睡眠障碍和理财能力差。FTLD可以通过大脑扫描

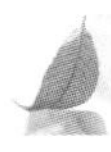

中的萎缩表现来鉴别。阿尔茨海默病的脑萎缩区域通常比较广泛，但顶叶和海马的萎缩可能更严重。在FTLD中，萎缩最严重的区域常在额叶和颞叶。目前已确定有几种基因可导致FTLD。这些遗传性的FTLD发病较早，为常染色体显性遗传。运动神经元病（又称ALS），在疾病过程的早期或晚期均可能与FTLD同时发生。

最近有报道称，受教育年限越长，遗传性FTLD患者的大脑物质损失和认知障碍的速度越慢。这说明，即使存在致病基因，个人的生活方式选择也会影响脑部疾病的表现。本书的应用部分（第12～25章）介绍了调整生活行为方式的策略。

案例研究 5

有一位72岁的病人，他和妻子一起去干洗店取衣服。付完钱后，他问在那里工作的年轻女子下班后是否愿意和他一起出去喝杯咖啡。年轻女子回答说“当然不愿意”。他妻子问他，咱们已经结婚40多年了，你为什么还要找这个女人喝咖啡？

他说：“她是个辣妹，我是个性感的老男人。这有什么问题吗？”

这个男人最近还出过车祸。在过去的几年里，他的驾驶技术一直很不稳定，车速过快，而且推理能力

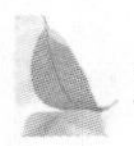

很差。他有时“咆哮如雷”，因为他说他的妻子拒绝与他分享她内心的想法。他开始怀疑她，并花了600美元买了一张摇滚音乐会的门票（根据以往的消费模式，这是一笔巨款）。他告诉诊所的一名护士，他是一个“老色鬼”。他拨打911说他妻子用棒球棒打他的后背（事实并非如此）。他还健忘，经常指责妻子，而且不经常洗澡。在一次去中国的旅行中，他在香港机场拒绝上旅游团的车，而是单独坐了一辆出租车，因为他害怕自己会被绑架。

他没有任何神经或精神疾病的家族史。在诊所接受检查时，医生随意给他看了一张杂志广告上的照片，照片上是一名年轻女子，并要求他描述照片的内容。接着他对她的身体进行了不恰当的描述。检查测试时，他辨认力不佳，但记忆力相对完好。在看一件衬衫的图片时，他只能看到纽扣。他把鸽子叫做鸭子，只能说出三个以字母F开头的单词。PET扫描显示，他的右侧额叶和颞叶的葡萄糖代谢减少，磁共振成像显示前颞叶和额叶区域的脑组织萎缩。他的行为问题很难控制，尽管吃了很多种药物，他还是需要住进养老院接受专业照护。这种额颞叶痴呆症被称为行为变异型痴呆症，在非遗传性病例中的发病原因不明。

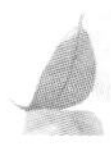

这种行为异常的治疗效果很不理想。幸运的是，这种综合征并不常见。

帕金森病和路易体病

1817年，英国医生詹姆斯·帕金森（James Parkinson）描述了一种起病缓慢、逐渐进展的疾病。帕金森病有以下表现：

- 缓慢的静息性震颤；
- 运动迟缓；
- 僵硬（抵抗被动运动）；
- 姿势不稳。

这种疾病与大脑中神经元蛋白α-突触核蛋白的纤维状沉积物（称为路易体）的异常积累有关。这些沉积物是大脑运动系统受损的原因，尤其是在一个叫中脑的中央区域，该区域对协调运动能力至关重要。在许多情况下，这些沉积物会蔓延到中脑以外的其他区域，并导致痴呆。在帕金森病中，α-突触核蛋白的沉积与血浆和脑脊液中炎症分子升高和氧化应激有关。在某些情况下，患者会出现痴呆，随后出现典型的运动特征，这就是路易体病。帕金森病的运动特征通常被称为"震颤麻痹"。

常染色体显性基因可导致约10%的帕金森病患者发病，其他一些基因可能会影响患病风险，但不一定是致病因素。据估计，帕金森病的遗传率约为27%[67]。健康人的衰老过程中也会出现某些特征的运动障碍，但不会出现帕金森病的震颤麻痹。健康的老年人可能会出现较快的震颤，这种震颤在运动时更明显，称为本能性震颤，而帕金森病患者的震颤较慢，通常在静息时更为明显。头颅反复受伤、接触重金属和农药会增加患这种疾病的风险。在农场长大的人患帕金森病的风险较高。脑血管风险因素，如中风、高血压和心脏病也与帕金森病有关，其影响与阿尔茨海默病相似[68]。体力活动水平低和不吸烟也是该疾病的风险因素。虽然已证实不吸烟者患帕金森病的风险高于吸烟者，但不吸烟无疑是明智之举，因为吸烟带来的其他严重后果（如癌症、肺气肿、中风）的风险要比不吸烟者患病的风险高得多。人们注意到，体力活动可以改善帕金森病患者的运动障碍以及认知能力下降的速度。

最近还发现了与帕金森病有关的基因，这些基因与免疫功能有关，这表明免疫系统也在帕金森病中发挥了作用。α-突触核蛋白分子的聚集可能始于生命早期的肠道神经元中。病理过程可能通过脑-肠轴从肠道传递到大脑（见图5）。帕金森病患者很早就会出现便秘和嗅觉丧失的症状，有时在运动症状出现前十多年就已经有了。据说，这些变化是由于鼻子中的嗅觉神经元受损，导致嗅觉能力丧失，以及肠道中的神经元受损，导致便秘。研究发现，那些在生命早期就切断了从肠道到大脑（迷走神经）的神经通路的人，日后患帕金森病的风险较低，

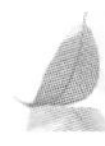

这支持了问题始于肠道的理论。我们的实验室以及洛杉矶加利福尼亚理工学院所做的研究有力地表明，微生物群与帕金森病有关[56,57]。

通过药物治疗，帕金森病患者的震颤麻痹可以得到长年的控制。然而，大约10年后，药效就会下降。对一些患者来说，通过植入电极进行脑深部刺激可能会有用。目前，任何改变病情的药物都无法逆转帕金森病或路易体病导致的痴呆。一些患者通过乙酰胆碱酯酶抑制剂治疗后症状有可能会得到改善。

有助于改变阿尔茨海默病病程的四个储备因素同样适用于帕金森病。积极的生活方式和食用抑制过度炎症的饮食是可行的。

肌萎缩侧索硬化症（ALS）

我的一位朋友56岁了，他曾是一名日本的健美运动员。神经系统检查显示他双臂无力，皮下肌纤维萎缩，因此被诊断为ALS。他的身体越来越虚弱，直到胳膊抬不起来，但他还能走路和说话。吞咽困难也随之而来，在患病4年后他因食物卡在喉咙里而死于肌萎缩性脊髓侧索硬化症。另一名渐冻症患者是一名54岁的飞行员，他的渐冻症导致吞咽和说话能力逐渐减弱，直至不能吃饭或说话，但他仍能游泳和使用电脑。他通过输液管喂食，且四肢无力。在这两个病例中，患者都没有ALS家族史，也没有非常有效的治疗方法。这些病例说明了这种疾病的残酷性。

ALS也是一种神经退行性疾病，约10%的病例是由常染色体显性基因引起的。ALS的风险因素包括以下几方面[69]：

- 基因（据估计，大约60%的ALS患病风险与遗传有关）；
- 年龄；
- 吸烟；
- 接触毒素（铅、锰或农药）；
- 头颅损伤（橄榄球、足球、爆炸）；
- 抗氧化剂和多不饱和脂肪酸摄入量低。

这种疾病会导致全身进行性无力和肌肉量减少，通常在诊断后3年内死亡。ALS的病理表现为，大脑和脊髓中的运动神经元萎缩和丧失，异常折叠的神经元蛋白沉积以及炎症。ALS患者的大脑中还存在含有激活的炎症分子的外周免疫细胞。ALS患者在最初出现运动困难后可能会进展为痴呆。遗憾的是，患有额颞叶变性（FTLD）的人随后可能也会出现ALS症状。非遗传性ALS的病因尚不清楚。我的实验室和特拉维夫、香港和亚特兰大的其他实验室最近的研究表明，肠道细菌参与了这种疾病的发病过程。

结论

导致痴呆症的原因有很多。每个主诉有记忆力下降的人都需要由经验丰富且对该领域感兴趣的医务人员进行全面检查。

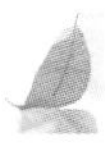

衰老过程中的大脑对内外环境的变化都非常敏感，涉及所有器官系统。这表明，关注生活方式因素，包括四个储备因素，将有助于减缓病情的发展和推迟发病。关注全身健康可以降低患老年痴呆症的发病风险，并改善随着年龄的增长而出现的认知功能减退。

关注全身健康可以降低患老年痴呆症的风险，并改善随着年龄的增长而出现的认知功能减退。

如果你觉得你现在对所有事情都已经看得很明白，那可能是因为你的认知太有限了。我们不知道在与衰老相关的疾病中，哪些分子是大脑和其他结构功能下降的主要原因，而且我们也不知道在没有疾病的情况下，是什么导致了大脑在衰老过程中的变化。对于很多非遗传性疾病（90%～99% 的病例）我们也知之甚少，阿尔茨海默病、帕金森病或ALS的病因是什么？是炎症引发了神经变性，还是神经变性引发了炎症？错误折叠蛋白质的沉积有什么作用？这些问题已在科学界激烈争论了很多年。尽管这些重要问题仍然存在，但我们可以从当前的研究中了解到，通过增强四个储备因素可以降低患病风险。

阿尔茨海默病、帕金森病和肌萎缩侧索硬化症这三种主要的神经退行性疾病之间存在着明显的相似之处：

- 它们通常不是由基因异常引起的；

- 它们具有不常见的遗传形式，即常染色体显性遗传（它们对男性和女性的影响相同，并且只需要存在一个基因缺陷即可致病）；
- 它们都与具有毒性的异常折叠蛋白质聚集物在大脑中的沉积有关；
- 高龄都是这几种疾病的主要风险因素；
- 它们都与神经元损失和突触损失有关；
- 它们都有一个发展途径，这种途径与致病（疾病）过程从身体的一个部位扩散到另一个部位是一致的；
- 它们都具有大脑炎症反应过度和自由基过多的突出特征；
- 它们都起病缓慢，包括在症状或体征出现之前疾病已发展了10～20年的时间；
- 通过对四个储备因素的关注以及通过我们对认知、身体、心理和社会储备采取的行动，可以降低所有这些疾病的风险，也可以延缓这些疾病的进展。

这些共性令人兴奋，因为它们表明，一个领域的突破可能会为多种疾病的治疗带来有效的方法。

人们有一种强烈的倾向，即把复杂性简化为更容易理解的概念。虽然这在很大程度上是不可避免的，但我们必须意识到这种简化的过程，这样，我们就不会自欺欺人，以为自己的理

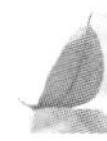

解比实际更深刻。我们可以欣赏阿尔伯特·爱因斯坦的智慧，他曾说："一切都应该尽可能简单，但不能更简单了。"然而，他实际上说的是："几乎不可否认的是，所有理论的终极目标都应该是在对所有实验数据的充分解释的基础上，使得整个理论尽可能的简单，包含尽可能少的基本元素[70]。"也许他是在告诫我们，不要只见树木不见森林，也不要只见森林而不见树木。

（李　阳）

第6章　中风和血管性认知障碍

完全自觉自醒的无知是每一次科学进步的序幕。

——詹姆斯·克拉克·麦克斯韦（1831–1897年），苏格兰数学家、物理学家，经典电动力学创始人

许多年前，我参加了一个神经病学的会议，听了一位优秀医生关于中风（又称“脑卒中”）的演讲。这位医生获奖了，并在几千人的会议室里发表演讲。在他发表讲话之前，另一位医生谈到了阿尔茨海默病。

获奖医生在演讲开始时表示，他很荣幸自己的工作重点是中风，因为与阿尔茨海默病不同，中风的病因是已知的。

我对这个说法感到不解，于是我给他写了一封简短的电子邮件，祝贺他获奖，然后问他关于“中风的病因是已知的”这句话是什么意思。他回复说，中风是由血栓形成、出血和栓塞引起的。血栓形成是由于血小板和白细胞积聚堵塞了血管，出血是指血管渗漏，栓塞是指血栓随着血液循环从一个部分移动到另一部分，导致了堵塞，例如从心脏移动到了大脑。

我觉得这位医生的回答并不准确。血栓、出血和栓塞并不是中风的原因，它们只是中风的部分机制。重要的是，我们要认识到，我们往往不知道是什么原因导致了患者的血栓形成、

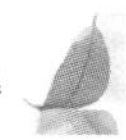

出血或栓塞。正如您所将看到的，我们知道中风的风险因素，但风险因素并不是病因。

什么是脑血管疾病?

血管因素对我们大脑以及终生的健康非常重要。脑血管疾病涉及颈部和大脑的大、中、小血管。纤维组织（纤维）的异常生长以及血小板、免疫细胞和脂质在脑血管内壁的沉积会导致血管狭窄。血管狭窄会影响血液的流动，从而对大脑造成损伤。因血流不足而受损的大脑区域称为脑梗塞。梗塞可大可小，也可以很微小（微梗塞），并且会损害认知功能。此外，脑部小血管的疾病也会降低认知储备能力，导致阿尔茨海默病和帕金森病的发生，并增加这些患者在疾病的早期就出现功能受损的几率[21,71]。

血管变窄的过程包括血小板和脂质与大小动脉内壁的黏附以及斑块（脂质沉积）的形成，斑块可能来自细胞成分的聚集。血管狭窄也可能是由于血管壁增厚造成的。这些过程会影响大脑对重要毒性分子（如 β –淀粉样蛋白）的清除，而 β –淀粉样蛋白与阿尔茨海默病相关的神经元死亡有关。动脉粥样硬化是血管变性的过程，以前被称为动脉硬化，血管输送血液的能力下降。动脉粥样硬化通常与脂质沉积有关，现在已经知道的是，疾病过程还涉及免疫系统的异常激活。随着年龄的增长，血管发生的变化与活动和饮食都有很大关系。每周进行多次锻炼和进食高纤维、富含蔬菜的饮食对所有年龄段的人都有

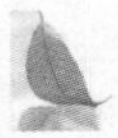

好处，对于老年人来说，这些更是非常必要的。如果缺乏运动或者饮食结构不合理，人们就有可能英年早逝或患上痴呆症。

中风是全球第二大死因，也是致残的主要原因。

中风是世界上第二大死因，也是致残的主要原因。脑成像显示，超过20%的65岁以上的人患有轻微中风，但没有明显的症状。中风通常是急性的，起病急， 症状进展快。长期的血流不足也会导致大脑受损，导致神经元相互交流的轴突丧失。

为什么大脑对损伤如此敏感?

大脑是人体新陈代谢最旺盛的部位（如第3章所述）。这是因为大脑的工作涉及清醒和睡眠期间持续的电活动。此外，大脑储存氧气和葡萄糖的能力非常有限，必须持续供应。如果没有这种氧和能量的持续供应，大脑内部的神经元活动只能维持30～60秒。大脑将葡萄糖作为主要能量来源，如果不能持续供应葡萄糖，大脑将很快停止工作。我们体内的其他组织都有其他潜在的能量来源，但大脑的选择是非常有限的。由于这些旺盛的需求，大脑配备了很强的血管支持系统，可以满足我们持续活跃的神经元的大量新陈代谢需求。颈部和大脑底部的

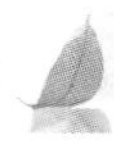

血管有替代路径，即“侧支循环”，这样，如果一根血管出现问题，它的工作就可以由另一根血管来替代完成。然而，一旦血管离开颈部和大脑底部，就只有非常有限的替代血管通路可用，如果血管堵塞了就会造成严重损害。

中风时会发生什么？

中风发生时会出现以下情况：大脑的氧气和葡萄糖供应不能满足组织和神经元的代谢需求，有些脑细胞就会死亡。这可能是因为血管内有血栓，即血栓形成；也可能是因为血栓从其他地方流出并进入脑血管中（栓塞）。中风也可能是由大脑出血或大脑外表面出血引起的。由于脱水、出血、心力衰竭、低心率、低血糖、低血氧水平、贫血（血液中红细胞计数低）或其他原因，血液中缺乏足够的葡萄糖和氧气（没有血栓、栓塞或出血）时也可能导致中风。因此，脑梗塞可由血栓形成、栓塞、出血或功能不全这四种机制中的任何一种导致。

脑血管损伤可导致患者突然出现局部症状，如一侧肢体无力，伴有或不伴有感觉的缺失。也可能是缓慢出现轻度认知障碍或痴呆。过去，血管性痴呆被错误地称为 “颈部动脉硬化”。现在人们已经知道，由血管病变引起的痴呆症往往不是由于颈部供应大脑的血管变窄造成的。由大脑血液循环问题引起的痴呆以前也被称为多发梗塞性痴呆或血管性痴呆。现在的“血管性认知障碍”一词既包括痴呆，也包括因脑血管损伤而导致的轻度认知障碍，而不仅仅是中风。血管性认知障碍包括多种机制，包括大中风、小中风和微小中风、大出血和小出血、血管弹性变差造成的损害、小脑血管疾病引起的脑白质变性以及血管炎（血管炎症）。由血管疾病引起的脑白质变化也可能是由于白质纤维的起源细胞——神经元的损伤造成的。血管性认知障碍的风险因素与中风的风险因素相同[72,73]。

中风的风险因素

中风的主要风险因素包括年龄、高血压、吸烟、糖尿病、酗酒、肥胖、高脂饮食、高血脂、缺乏体力活动、房颤、心血管疾病、口腔卫生不良、牙周炎（口腔细菌感染）、既往中风史以及家族中有中风病史。中风的风险也与基因有关。此外，案例研究6证明了多个储备因素之间相互依存、相互作用的重要性。

中风的风险因素说明了内环境与大脑相互作用的重要性。

中风的风险因素说明了内环境与大脑相互作用的重要性。高血压会损害包括大脑血管在内的全身的血管，导致大大小小的中风。糖尿病也会损害包括大脑血管在内的全身小血管，导致大大小小的梗死灶。在美国，中风在非裔美国人中比非西班牙裔白人更常见，这很可能与高血压发病率较高有关[61]。经

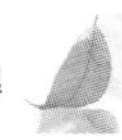

常参加体育运动的人不仅中风和中风导致的认知障碍发生率较低，而且并发症较少，即使出现了中风，严重程度也较轻，死于中风的风险也较低。

案例研究 6

思考以下这个案例有助于理解遗传和环境因素与疾病的关系：一位73岁的男性患有高血压，多年来每天抽两包烟，不爱运动，三年来记忆力逐渐下降。神经系统检查和血液化验均未发现任何导致其痴呆的原因。核磁共振成像显示，他整个大脑的白质受损严重，影响了大脑皮层与自身和大脑其他区域沟通的能力。在大脑中心附近还有一些小的梗死，被称为“腔隙”（lacunes）。这种问题极有可能是由血管引起的，被称为血管性认知障碍。可以说，这种情况很可能与他的年龄、吸烟、缺乏运动和高血压有关。

但是，如果有人告诉我们，他78岁的哥哥也有高血压，更不爱运动，吸烟更多，但却没有这个问题，我们会感到惊讶吗？不，我们也不会感到惊讶。

因此，即使他的哥哥也存在这些发病风险，但却没有受到影响，我们仍可以说这个人的疾病是由年龄、吸烟和高血压引起的。两兄弟之间的差异可能与遗传、饮食、肥胖和微生物有关。导致他痴呆的关键因素是他的多种储备因素之间相互依存的相互作用。他的身体储备取决于他的活动、基因、毒物接触（吸烟）和饮食。他的认知储备取决于他的心理活动和大脑中复原力网络的发展。他的心理和社会储备与他应对压力和保持健康参与社会的能力有关。

关于这些相互作用，我们还有很多不了解的地方。认识到这种无知对于推动科学进步非常重要。直到现在，人们才开始关注肠道细菌在脑血管疾病中的重要作用。中风和血管性认知障碍受四个储备因素的影响：认知储备可能决定轻微的中风对行为的影响（储备因素高的人可能比储备因素低的人受到的影响小）。较高的身体储备有助于对抗高血压、糖尿病和肥胖这些中风的风险因素。身体储备包括维持正常的血压和肾功能，这也有助于对抗高血压。心理和社会储备对于避免抑郁、保持生理活动和避免虚弱也很重要。

正如意大利天文学家伽利略·伽利莱（Galileo Galilei，1564–1642年）所说的那样“作为人类，我们必须时刻准备着说出‘我不知道’这句睿智、巧妙和经典的话。”

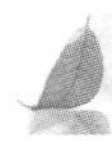

中风和阿尔茨海默病

随着年龄的增长，血管的病变常常与神经退行性疾病一起发生，特别是阿尔茨海默病。轻微的中风或严重的中风的存在会增加患阿尔茨海默病的可能性。这可能是因为中风对大脑造成的损害减少了认知储备，因此大脑中阿尔茨海默病的病理改变将更容易造成损害。也有人认为，血管变化直接加速了阿尔茨海默病的进程。此外，阿尔茨海默病相关的β-淀粉样蛋白在细小脑血管中的沉积可能会导致神经元及其通路中的血管损伤，并导致大大小小的出血（称为脑淀粉样血管病）。血管疾病的风险因素也与阿尔茨海默病紧密相关（特别是高血压、肥胖、缺乏运动、牙周炎和糖尿病）。

中风与微生物群

虽然我们已经知道了中风的风险因素，但仍不明白为什么很多人会出现中风。有大量证据表明，这与微生物群有关[73,74]。在中风患者的异常血管中发现了常驻于口腔中的细菌。牙周炎是口腔中最常见的细菌感染，与没有牙周炎的人相比，患有牙周炎的人患中风、高血压、心脏病和阿尔茨海默病的风险更高。俄亥俄州克利夫兰市克利夫兰诊所的工作人员斯坦利·哈森博士（Dr. Stanley Hazen）的研究表明，肠道细菌在代谢肉类、奶酪和鸡蛋中的化合物后会产生一种分子（三甲胺），当这种分子被肝脏氧化后会进入血液，加速血管狭窄过程，导致心血管疾病和中风[75]。此外，我的研究小组还与日本的同事一起证明，口腔的细菌可随血液进入脑血管，导致大大小小的出血[73,74]。我们还提出，肠道和口腔中的细菌可以加速阿尔茨海默病患者血管中的蛋白质异常聚集（结块）[56]。

随着年龄的增长，脑血管疾病对认知功能障碍的影响越来越大。必须认识到，生活方式在各种形式的中风风险因素中起着重要作用。

随着年龄的增长，脑血管疾病对认知功能障碍的影响越来越大。必须认识到，生活方式在各种形式的中风风险因素中起着重要作用。重要的是，没有人能通过自己的感觉来评估自己的中风风险。房颤是一种常见的心律失常，可能没有任何症状。在这种情况下，左心房不能完全排空，这样就可能会形成血栓，血栓可随血流进入大脑，导致轻微中风或严重的中风。同样，高血压也是中风最重要的风险因素，但因为多数情况不会引起任何症状，所以经常被忽视。

中风的警示信号

每个人都应该了解急性中风的警示信号，因为现在有一些强大的治疗手段，如果能尽早发现的话（时间对能否康复

至关重要），可以逆转血管的损伤。记住美国心脏协会的“BE FAST”记忆法，可以帮助记住中风的警示信号：平衡（balance）、眼睛（eye）、脸部（face）、手臂（arm）、语言（speech）、时间（time）。这些警示信号包括：突然麻木；脸部、手臂或腿部无力，尤其是身体的一侧；视物困难；行走困难；剧烈头痛。

如何降低中风风险？

为了控制中风和血管性认知障碍的风险，必须控制高血压，经常锻炼，不酗酒和吸烟，保持良好的口腔卫生，避免肥胖，避免高盐、高脂肪（尤其是饱和脂肪）、低纤维的饮食。本书第二部分第12～25章将介绍良好的生活方式也会降低中风风险。

（李　阳）

第 7 章　其他痴呆症

尽管阿尔茨海默病是痴呆症最常见的原因，但它并不是唯一的原因。如果您或您的亲人出现记忆力下降，请务必尽快得到正确的诊断。

多达10%～20%的痴呆症患者可能患有可治疗或可逆的疾病。这是一种乐观的现象。

正常压力脑积水

一种叫做正常压力脑积水（NPH）的不常见疾病尤其需要注意，因为它是痴呆症的潜在可逆病因。正常压力脑积水的特点是脑脊液（CSF）的流出受阻，导致步态障碍、排尿困难和认知障碍。这种步态障碍通常具有很强的特征性，被称为“磁性”，即患者行走时双脚仿佛被磁铁吸附在地上，难以抬起。在NPH患者中，这种问题并非是由乏力引起的。如果脑部核磁共振成像出现特征性图像，脊椎穿刺术或脑脊液引流术可能有助于诊断。通过手术放置分流器可以为脑脊液的吸收提供另一条途径，这可能会起到治疗作用。

克雅氏病和牛海绵状脑病

另一种罕见疾病是克雅氏病（CJD），它是一种快速进展性痴呆症，从最初出现症状到死亡通常不超过一年（见案例研究7）。它可能是由一种叫做朊病毒蛋白的基因突变引起的，这种基因的功能尚未确定。不过，在遗传和非遗传性病例中，朊病毒蛋白都会出现异常形状。这种异常形状具有可传播性，可导致同一蛋白质的其他分子的结构异常。

朊病毒疾病的概念始于羊痒病的发现，这是一种在绵羊身上发现的致命的退行性病变。绵羊因神经元变性而出现了严重的瘙痒，常在硬物体上摩擦身体，或用后蹄挠痒，因此得名"羊痒病"。250多年前，人们发现这种疾病可以在动物之间传播。20世纪50年代，在新几内亚东部发现了一种名为库鲁病的脑变性流行病。美国国家卫生研究院派遣儿科科学家丹尼尔·卡尔顿·加杜塞克（Daniel Carleton Gajdusek）去当地研究这种疾病。他在新几内亚高原生活多年，学会了所有当地语言，并进行了广泛的调查。他发现没有任何证据表明这种疾病是由毒物、营养、遗传、新陈代谢、创伤或感染引起的。值得注意的是，大脑中也没有发现感染过程的证据。

直到英国兽医病理学家威廉·哈德罗（William Hadlow）于1959年写信给加杜塞克，指出库鲁病在大脑中的病理变化与羊痒病极为相似，这种疾病的性质才得以明确。根据这一观察结果，加杜塞克及其合作者将患者的脑组织接种到黑猩猩的大脑中，几年后，黑猩猩患上了这种疾病。随后又进行了一系列引人注目的研究，表明库鲁病和脊髓灰质炎的传染源是一种缺乏核酸的异常蛋白质（加杜塞克及其同事在1966年发表在《自然》杂志上的论文中肯定了黑猩猩Daisey、Joanne和Georgette对这项研究的贡献[76]）。斯坦利·普鲁西纳（Stanley Prusiner）通过一系列重要的研究提出了朊病毒的概念。加杜塞克和普鲁西纳都因其贡献获得了诺贝尔生理学或医学奖。

20世纪80年代，在英国牛群中发现了一种流行性脑退化疾病。这种疾病的病理与羊痒病、库鲁病和克雅氏病高度相似。尽管这两种病症相似，但英国政府最初并不承认食用受感染的牛有危险。人们最初认为，羊痒病不会从羊传染给牛。后来，人们还认为牛海绵状脑病（BSE或疯牛病）不会从牛传染给人。所有这些最初的想法都是错误的。疯牛病的流行与农场主将混有病死的动物的肉和骨头的饲料喂给牛有关[注9]。超过225人因食用受感染的牛肉感染疯牛病而死亡。目前，克雅氏病和疯牛病都无法治疗。

斯坦利·普鲁西纳和世界上许多人一样都在努力研发一种疗法。朊病毒疾病的概念是基于异常折叠的蛋白质结构的传染性。目前认为，阿尔茨海默病、帕金森病和肌萎缩侧索硬化症

[注9] 在英国发生疯牛病危机时期，农业部长约翰·古默（John Gummer）在一次新闻发布会上给自己四岁的女儿吃了一个牛肉汉堡，以显示汉堡是多么安全。不幸的是，他搞错了。有关该事件的视频请点击：www.youtube.com/watch?v=QobuvWX_Grc。

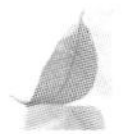

也涉及类似的过程（见第5章）。与疯牛病的研究结果相反，没有证据表明这些疾病会在人与人之间或动物与人类之间传播。

如今，牛海绵状脑病的风险已经降低，因为全球已禁止使用牛来源的饲料喂养牛。然而，养鱼场饲养的鱼可能会被喂食来源于牛的饲料，鱼也有可能感染朊病毒。在我看来，含牛肉的饲料也不应该喂鱼，不吃牛肉的鱼在海里应该能生活得很好。当然，问题还在于经济上的原因——提炼加工厂需要为他们的产品找到买家（提炼加工是指将动物组织转化为稳定、可用的材料）。

2009年，我与几位合著者一起发表了一篇论文，建议不要用含牛肉的饲料喂鱼，因为鱼同样也存在感染疯牛病病原体的风险。此外，鱼可能也会变成疯牛病病原体的载体，而疯牛病病原体极难被灭活[77]。论文发表后，一家提炼加工厂协会的负责人给我打来电话表示担忧。他问："如果饲料不能用于喂鱼，我们怎么处理屠宰牛后的废弃物？"我建议将它们烧掉（他对我的建议并不满意）。另一个值得关注的问题是，鱼的营养价值与其饮食有关。吃牛肉饲料的鱼可能没有吃正常食物的鱼含有的对人体有益的ω-3多不饱和脂肪酸高。同样令人担忧的是，疯牛病可以在牛身上自发形成；牛感染的病原体不一定是源于另一头牛的感染。正如克雅氏病一样，在没有基因异常或接触朊病毒的情况下，它可以在体内自发感染，疯牛病也可以在牛体内自发感染。在欧盟和日本，大多数动物都要接受疯牛病检疫。在美国，并没有要求对动物进行疯牛病的常规检疫。

案例研究 7

我有一个患者，男性，42岁，在患病5个月内快速进展为痴呆症表现，并伴有暴力倾向、殴打妻子和半夜惊醒等症状，脑电图高度异常并伴有癫痫。他的家族中没有人出现过神经或精神类疾病。他患有中度的痴呆，说不出前任总统的名字。他还有视觉感知障碍，走路时会撞到物体。他把装有百叶窗的窗户认成了楼梯。脑脊液检测中显示出了克雅氏病的特征，核磁共振成像显示大脑皮层出现了典型的弥漫性不对称变化。经过6个月的快速进展，患者死于克雅氏病。

慢性创伤性脑疾病

科学研究证明，美式橄榄球运动与一种无法治愈的神经退行性疾病——慢性创伤性脑病（CTE）的高风险相关[78]。美国国家橄榄球联盟（NFL）已经认识到这项比赛对大脑功能的不良影响，其与前球员达成的7.65亿美元脑震荡赔偿案就足以说明这一问题。如今，有大量信息表明头颅损伤对大脑有害：不仅严重受伤有害，轻微受伤也有害，尤其是重复性受伤。也许关于创伤性脑损害的最伟大的智慧来自希波克拉底，他说：

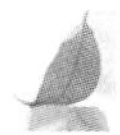

“任何头颅损伤都不要因为太严重而放弃，也不要因为太轻而忽视。”

如今，有大量信息表明头颅损伤对大脑有害：不仅严重受伤有害，轻微受伤也有害，尤其是重复性受伤。

在美国的大学和职业美式橄榄球运动员中，CTE的发病风险已得到明确的证实。我们已经知道，多次轻度、中度或重度头颅损伤会对大脑造成伤害，从而导致这种慢性、进行性和无法治疗的疾病。CTE患者的大脑额叶、杏仁核、海马体和内侧颞叶呈进行性退化，并表现出认知能力下降、运动能力丧失、焦躁不安、抑郁和自杀念头。研究发现，CTE的神经病理学与从事这种高强度运动的年限呈正相关，因为高强度运动中发生颅脑损伤的几率很高（从业时间越长，风险越高），很多人在死后才能诊断出CTE。在最近对202名前美国国家橄榄球联盟球员的研究中，87%的球员大脑中存在CTE。

社会各界之所以没有充分认识到橄榄球运动中头颅损伤的长远影响，是因为这种影响具有隐匿性和延迟性。在美式橄榄球的每一场比赛中，我们都能看到许多头颅损伤的情况。当球员的表现受到影响时（头部被撞击后嗡嗡作响），症状往往是短暂的。这些事件在当时通常不会对球员造成任何影响。然而，认为这些情况不会对大脑产生持久影响是一种错觉。

啄木鸟是查尔斯·达尔文最早揭示适应性进化的例子之一，它的“脚、尾、喙和舌骨非常适合捕捉树皮下的昆虫”[79]。啄木鸟以每秒超过20次的速度用头撞树。它的头部之所以能承受进食时撞击树木的力量，是因为它的头骨、喙和舌骨经过自然选择，能够保护大脑免受喙撞击树木的反作用力。数百万年来，这种机制让啄木鸟能够有效、安全地利用头的撞击来采集食物。但是，进化论并没有赋予人类一种较好的机制来保护我们的头部免受冲击力的伤害，比如在美式橄榄运动中发生的情况。橄榄球运动员当时发生的脑损伤是看不见的。大脑在头颅受到撞击后保持或恢复意识的非凡能力将我们迷惑住了。但这种能力却掩盖了大脑病变的开始。

可悲的是，目前还没有针对CTE的有效诊断方法及治疗方法。很显然，人们最好不要参加头颅损伤风险比较大的运动。这类运动对儿童来说更危险，因为他们的大脑要到二十岁后才发育完整，因此更容易受到伤害。由于认知能力储备较低，如果早年在体育活动中头颅受伤也可能在日后造成严重问题。

其他疾病

还有其他一些不常见的神经退行性疾病。这些疾病包括进行性核上麻痹（progressive supranuclear palsy），其主要以帕金森病（又称震颤麻痹）的特征、上下眼球运动困难、眩晕、

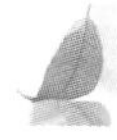

跌倒和步态共济失调为主。多系统萎缩是一种非遗传性疾病，也有帕金森病的特征，包括平衡和协调能力差、膀胱问题、认知障碍和血压控制不佳。在皮质基底层变性中也可能伴有帕金森病，表现为僵硬、痴呆、虚弱和不对称的运动异常。

非神经系统疾病引起的全身性问题也可能导致痴呆。这些疾病可能影响人体的各个器官系统。1907年，阿洛伊斯·阿尔茨海默（Alois Alzheimer）报告了他的第一例早发性痴呆症，在德国，痴呆症当时最常见的病因是神经性梅毒。如今，在纽约市，50岁以下人群中最常见的痴呆症病因是艾滋病毒/艾滋病。

酒精与大脑

酗酒是导致痴呆症的常见原因。摄入过量酒精会通过多种途径损害大脑。首先，酒精对神经元有直接毒性作用。随着年龄的增长，肝脏解毒酒精和降低血液中酒精水平的能力也会逐渐降低。因此，每天喝三杯酒的人可能到80多岁时才开始出现认知问题，因为这时他们衰老的肝脏代谢酒精的能力减弱了。其次，酗酒的人往往存在营养缺乏，可能会因缺乏硫胺素（维生素B_1）而突然地出现痴呆伴精神错乱（这被称为Wernicke Korsakoff综合征）。除硫胺素外，酗酒者还可能存在其他营养不良的情况。酗酒还与癫痫和头颅损伤有关。酗酒者可能会出现肝损伤，严重损害中枢神经系统的功能。值得注意的是，因酗酒导致认知障碍的患者，如果能够长期持续戒酒，可能会部分或完全康复。科学研究表明，戒酒后，酗酒者受损的大脑结构可以得到恢复。

值得注意的是，因酗酒导致认知障碍的患者，如果能够长期持续戒酒，可能会部分或完全康复。科学研究表明，戒酒后，酗酒者受损的大脑结构可以得到恢复。

结论

除阿尔茨海默病外，还有多种疾病可能导致痴呆症，必须根据患者的具体情况进行综合评估。此外，我们认识到把握衰老机遇的能力与我们的四个储备因素的功能能力有关，这提示我们应避免头颅受伤和酗酒。

（李　阳）

第 8 章　我们的微生物群以及如何通过饮食进行基因治疗

没有共生，就不会有我们今天看到的地球上的生命。

——埃兰·伊莱纳夫，以色列微生物群研究员[80]

微生物群简介

我们的身体是庞大的微生物群的家园。它们存在于我们的体内和体表。这些微生物——微小的伙伴的细胞数量和我们自身的细胞数量一样多。“微生物群”一词描述了与我们共生的所有生物。

这些微小的伙伴对我们的健康所起的重要作用在过去10年中才被认识到。由于它们是看不见的，因此没有得到应有的关注。微生物群是我们身体储备的关键组成部分。这对许多人来说可能是一个陌生的新概念。在介绍这些微生物群的性质之前，我先分享一个故事以说明本书的一个关键论点——肠道细菌对我们的健康至关重要。

母乳中含有婴儿无法消化的复杂糖类，即低聚糖。母乳中这种分子的数量比蛋白质还多。这些分子有200多种不同的结构[81]。当读到这个消息时，我感到非常震惊。这怎么可能？为什么在人类进化中会产生这些婴儿无法消化的复杂糖分？答案是婴儿出生时肠道内没有发达的细菌群落。虽然婴儿无法消化这些糖分，但它们却能为肠道细菌提供营养，而肠道细菌必须在婴儿体内建立一个稳定的种群，以促进婴儿大脑和免疫系统健康的发育。

这有力地说明了细菌对我们健康的重要性。庆幸的是，我们可以通过很多方式来调节我们的菌群，从而提高我们衰老的质量。关于微生物群有一个悖论：虽然我们没有意识到它们的存在，但它们却存在于我们体表和体内，我们可以检测到它们的发酵产物。我们每天通过不同的饮食与它们打交道，但我们却没有意识到它们在我们的生活中扮演的角色。微生物群是控制系统的一个重要枢纽环节，对健康至关重要。栖息在我们身体的微生物群是人体代谢的重要参与者。我们的行为会影响它们的组成、结构和功能，并影响它们在我们健康中的作用。

栖息在我们身体的微生物群是人体代谢的重要参与者。我们的行为会影响它们的组成、结构和功能，并影响它们在我们健康中的作用。

我们的伙伴微生物统称为微生物群，它们的基因和所包

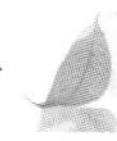

含的遗传信息称为宏基因组或微生物组。它们不能被称为“植物群”或“微生物植物群”，因为它们不是植物。这个微生物群落由细菌、病毒、真菌、原生动物、寄生虫和其他微生物组成。它们从出生起就与我们同在，伴随我们一生，并与我们一起进化。甚至在十亿年前，我们的祖先就有微生物群。

微生物的定植部位和性质

我们体内和体表有数万亿的微生物（主要是病毒和细菌）。我们体内的病毒数量是细菌数量的两倍。肠道中的大多数病毒只感染细菌，而不会对人体造成损害。我们的微生物群存在于皮肤、汗腺、毛囊、眼睛、耳朵、鼻子、嘴巴、咽、喉和肠道的各个部位。它们中的大多数能够被识别出来，是因为科学家已可以采用新的基因技术来研究它们的基因（对它们的DNA进行测序可以进行精确的识别和分析）。令人惊讶的是，我们的身体拥有的微生物遗传信息是人类遗传信息的一百倍。

我们体内的许多微生物群都是共生体或互利共生体，这种关系使双方都能受益。例如，非致病性皮肤细菌有助于防止有危害的细菌生长。我们通过为这些生物体提供一个可以生存且可以获取养分的场所来帮助它们稳定生长。共生关系[注10]对生物体来说至关重要。

微生物群是我们的一部分。我们不能清除它们，否则，那

[注 10]　共生是两种不同的生物体共同生活，使双方受益。

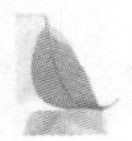

将是一个非常糟糕的情况。胃肠道的表面积约为网球场面积的四分之三，这是微生物群的重要栖息地，它们左右着我们的健康和疾病状态。我们摄入并被身体用来提供能量的物质中，大约有10%来源于细菌。

为什么说微生物群非常重要?

微生物群影响着我们所有的器官系统，帮助消化、抵抗疾病、促进新陈代谢，对于维持健康至关重要。对无菌动物的研究是揭示微生物群影响的关键一步。这些动物（通常是小鼠）在没有微生物的环境中长大。令人惊讶的是，这项研究揭示了缺乏微生物是如何导致免疫、新陈代谢和行为异常的。无菌小鼠的免疫系统存在缺陷。这样看来，人类需要接触肠道细菌以此来指导免疫系统如何发育。表3和表4显示了微生物群的广泛影响。

表3　受微生物群影响的疾病和过程

● 焦虑	● 从肠道获取营养
● 哮喘	● 免疫
● 孤独症	● 炎性肠病
● 过敏	● 学习和记忆
● 血脑屏障通透性	● 肝脏疾病
● 大脑发育	● 新陈代谢
● 癌症	● 小胶质细胞功能
● 心血管疾病	● 多发性硬化症

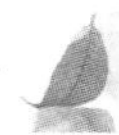

续表

● 脑血管疾病 ● 生物钟 ● 糖尿病（胰岛素反应性）抑郁 ● 营养物质的消化 ● 药物代谢和环境化学物质的降解 ● 脂肪储存 ● 肠道-血液屏障通透性	● 神经退行性疾病（阿尔茨海默病、帕金森病、ALS） ● 肥胖 ● 维生素和必需氨基酸（K、B_3、叶酸）的产生 ● 抵御病原体（疾病致病因子） ● 对饥饿的抵抗力 ● 饱腹感（吃饱的感觉） ● 社交能力 ● 应激反应 ● 中风

表4　微生物群对机体影响的实例

- 鼻腔中的细菌可以产生刺激小分子，从而抑制其他潜在有害细菌的生长[82]。
- 饮食中摄入的盐会通过对微生物群发挥作用而增加体内炎症，并可能加剧大脑中阿尔茨海默病的进程[83]。
- 将肥胖动物的微生物群转移到缺乏此类细菌的动物体内会导致受体动物体重增加。肥胖可能与肠道细菌从饮食中获取能量（收获）的能力增强有关，因此调节微生物群可能是治疗肥胖的新方法。
- 微生物群的代谢产物会影响饱腹感，即导致停止进食的感知。
- 皮肤中的微生物群可促进伤口愈合。
- 怀孕小鼠的肠道微生物群可影响幼鼠的免疫和中枢神经系统功能，包括孤独症、肥胖和糖尿病的发展[84]。
- 微生物群通过改变DNA的组装来影响蛋白质的形成方式，从而调节炎症[85]。
- 细菌的代谢产物是具有生物活性的代谢物，可以影响神经元传递、神经元和突触的生长，以及髓鞘形成（轴突上绝缘体的发育）和行为。
- 吸烟、肥胖和酒精对心血管疾病的影响可能通过微生物群发挥作用[86]。
- 缺乏纤维素的饮食可能会侵蚀肠道黏液层，导致体内炎症并加速DNA损伤，从而促进肿瘤形成[87]。

续表

● 肠道细菌可以防止重金属中毒。 ● 菌群失调与抑郁、焦虑和认知障碍有关。 ● 农业用化学品和人工甜味剂可能导致菌群失调。 ● 肠道细菌会影响胰岛素抵抗和糖尿病。 ● 微生物群代谢外来分子，包括毒素和药物，其作用可能不亚于肝脏，并且可以保护我们免受毒素的侵害（它们也可能与环境分子相互作用，产生毒素）。 ● 肠道细菌有助于预防癌症的产生和扩散。 ● 肠道细菌可保持肠道屏障坚固，有助于将环境蛋白质和病原体拒之门外。 ● 微生物群可以减少放疗的毒性。

定植与感染

重要的是要明白，虽然有这么多微生物存在于我们的体内，但这并不是一种感染。

感染是微生物以异常的方式在不属于它们的地方生长并致病。我们体内的正常微生物群在任何时候都会存在，通过稳定地占据我们体内或体表的某个位置，使有害生物难以繁殖，从而帮助人体预防感染。这就是所谓的“定植”，而不是“感染”，它为我们的身体提供了“主场优势”，以抵御可能伤害我们的入侵者。当细菌的数量不利于健康时，就会出现菌群失调（如生物多样性降低）。人体与微生物群的相互作用是双向的：有人说，免疫系统是微生物群的“园丁”，它决定哪些生

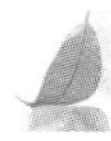

物可以成为微生物群的居民。

多年的研究发现，传染性病原体一直与神经退行性疾病有关。病毒感染后可在神经系统中潜伏数十年。一些研究人员证明，疱疹病毒可能一直处于潜伏状态，并导致阿尔茨海默病。一些科学家认为，这种疾病是由大脑中的1型和2型单纯疱疹或人类疱疹病毒6型重新激活引起的，这些病毒在儿童时期就潜伏在人体中了。这些病毒的重新激活可能与外周感染引起的大脑炎症加重有关[88]。由潜伏病毒致病的最佳例子是带状疱疹，它是由水痘–带状疱疹病毒（也称带状疱疹病毒）引起的，这种病毒在儿童中会引发一种称为水痘的轻微疾病。水痘痊愈后这种病毒通常仍会在人体内潜伏，几十年后有可能被重新激活，导致带状疱疹，引起皮肤糜烂和疼痛。这也很好地说明了我们身体储备因素的重要性，因为老年人带状疱疹再激活的风险与癌症、使用免疫抑制药物和类固醇、维生素D缺乏症、糖尿病和全身性疾病的存在有关。50岁以上的人可以通过接种疫苗来预防带状疱疹感染。不幸的是，基于β–淀粉样蛋白产生的免疫反应为基础而开发的治疗阿尔茨海默病的疫苗还没有明显的效果。不过，对微生物群和饮食多样性需求的认识可能具有预防价值，因为微生物群是我们身体储备的重要组成部分。

微生物群的多样性

微生物群的一个重要特征是其多样性——存在各种各样的

微生物。我们体内的结肠是细菌最丰富的部位，成年人的肠道中可能有一到两公斤的活细菌。对现今狩猎人群的研究表明，我们的祖先拥有比现在更加丰富的微生物群，因为他们的饮食更加多样化。这充分证明，我们每个人都需要更多样化的饮食。在日本的一年公休期间，我发现他们的一顿午餐可能有20多种不同的食物，而我们的奶酪三明治可能只有两三种食物。食物的多样性为肠道中大量的细菌提供了养分，有多种微生物生活在肠道中对健康是有益的。

随着年龄的增长，由于饮食的种类减少，肠道中细菌的多样性也会减少。这种多样性的减少与年龄相关的疾病有关，尤其是虚弱，这是一种储备能力大大降低的病症。由于微生物群的多样性减少，老年人的恢复力也会下降，因此抗生素和疾病对他们的影响可能比其他情况更明显。注意饮食的选择可以避免微生物群的多样性随着年龄增长而降低，增加身体的恢复能力。

口腔微生物群

虽然对微生物群的研究大多集中在肠道的菌群，但口腔细菌也与大脑和心脏疾病有关。显而易见，我们口腔、咽喉和鼻窦中的微生物也在人类生活的许多重要过程中发挥着关键作用。

口腔中微生物群是这样的：口腔、鼻腔和咽喉中生活着大约1000种不同的微生物。一毫升唾液中可能有多达1亿个细菌细胞，想想就令人印象深刻。它们的存在使致病微生物难以生长（同样是主场优势）。在身体抵抗力不佳时，口腔中的许多

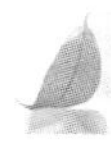

常驻细菌会引起局部和全身炎症。口腔中最常见的细菌感染是牙周炎，这是一种牙龈感染，会破坏牙齿的附着。牙周炎是心血管疾病、中风和老年痴呆症的危险因素。路易斯维尔大学的科学家在简·波坦帕教授的领导下发现，一种口腔细菌可能会渗入大脑并分泌毒素，从而损害神经元[89]。一项利用小分子药物抑制细菌毒性作用来治疗阿尔茨海默病的临床试验正在进行中。

研究还表明，口腔细菌可影响体内免疫细胞的产生，激活包括大脑在内的许多部位的炎症。这种炎症影响会促进神经变性。我和日本大阪的同事参与的一项研究表明，口腔细菌也会导致大大小小的中风[73]。口腔健康是我们身体储备的重要组成部分，关注口腔健康有助于控制口腔和咽喉中不健康的微生物群（见第22章）。

口腔健康是我们身体储备的重要组成部分，关注口腔健康有助于控制口腔和咽喉中不健康的微生物群。

我们必须从进化的角度来了解微生物群，以解读它们在我们身体储备中的作用。

共同进化与微生物群

了解了人类的进化和细菌的进化，就能理解肠道细菌对人体的广泛影响。它们在维持我们身体健康和抵御疾病方面发挥着重要作用；因此，人类有必要维护好微生物群。简而言之，我们是宿主，微生物是我们的伙伴。

用“共同进化”一词来形容我们与微生物群的历史最为恰当。我们与它们共同进化，它们也与我们共同进化。

对于细菌来说，我们的身体显然要有它们的一席之地，因为如果我们认为它们是外来入侵者和病原体（致病生物体），身体就会发动猛烈的免疫攻击。如果发生这种情况，我们都会患上炎性肠病，甚至更严重的病。我们的免疫系统已具备识别和监测微生物群种类并耐受其存在的能力。免疫系统可以辨别好坏，清除不需要的生物（相当于杂草），促进所需生物的生长。

微生物群与全球疾病

由于饮食生活会影响微生物群，并且世界各地的饮食结构各不相同，那么人类所生活的地理位置对微生物种群有影响吗？

全球疾病的流行模式为我们研究微生物群提供了一个迷人的视角。在印度和非洲，阿尔茨海默病在老年人中的发病率低于欧洲和美国。在肯尼亚开展阿尔茨海默病研究项目时，我遇

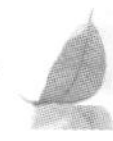

到了内罗毕大学医学院的前任院长，他今年76岁，讲述了20世纪50年代他在医学院就读时，一位病人突发心脏病的故事。当时医生和实习生都特别感兴趣地去看望病人，因为他们从未见过患心脏病的病人。

我们在肯尼亚农村进行的研究表明，当地居民的饱和脂肪摄入量极低。二十世纪中期出生的肯尼亚人更是如此。他们告诉我们，在他们年轻的时候，每年只能吃到一两次肉。这是因为他们村里的动物太珍贵了，不能宰杀。他们的食物有玉米、大米、豆子、红薯、山药以及其他蔬菜和豆类。他们做饭时根本就没有黄油、鸡油或牛油、橄榄油、人造黄油或植物油，他们的食物都是煮熟的，这也许是最低脂的烹饪方法了。大量的食用植物还提供了大量的膳食纤维。

与许多美国人相比，非洲人患老年痴呆症的风险较低，这可能是因为非洲人的纤维摄入量较高，饱和脂肪摄入量较低。非洲人较高的体育锻炼水平和较强的身体储备也可能对阿尔茨海默病的患病起到保护作用（见第9章）。非洲大陆是地球上最多样化的大陆，而非洲其他地区的情况很可能有所不同。遗憾的是，非洲大陆对老年性神经疾病的研究相对较少。

美国黑人患老年痴呆症的风险比非洲人更高。与非洲人相比，非裔美国人患阿尔茨海默病的风险也更高，这促使我们在克利夫兰开展了一项健康知识普及计划，当时我还在凯斯西储大学工作。我们与非裔美国人的教堂合作，向公众宣传这种疾病潜在的可改变的风险因素。在一个特别的时刻，牧师告诉他的会众，我们应该“像耶稣一样走路！耶稣不坐公共汽车”。牧师鼓励会众吃真正的“灵魂食物”，也就是他们的祖先在非洲吃的东西：豆子、大米、豆类、蔬菜，而不是现在被认为是“灵魂食物”的东西：猪肉、排骨、炸鸡、通心粉和奶酪。我们所有人，无论种族、民族或宗教信仰如何，都会从这位睿智的牧师的话中受益。不要每次出门都乘坐公共汽车或开车：步行、慢跑或骑自行车。或者，如果这样做不可行，就在离工作地点近一点的地方找个停车位，或者步行到一两站路以外的公交车站。在通往更健康生活的道路上，每一步都很重要，以植物为主的高纤维饮食是健康的饮食方式，少吃肉。

在美国国立卫生研究院国家老龄化研究所的支持下，我还研究了中东地区的阿尔茨海默病。我和同事们发现，居住在以色列的阿拉伯人比其他国家的人更容易患阿尔茨海默病。造成这种现象的因素可能包括：阿拉伯人的饮食中饱和脂肪含量相对较高、受教育程度低、肥胖、缺乏运动、高血压以及鱼类食用率低。我们惊讶地发现，在阿拉伯人中，阿尔茨海默病风险基因——载脂蛋白Eε4的发生率实际上低于其他族群。这项工作是由巴勒斯坦神经科医生完成的，他们挨家挨户对老年人进行评估。他们面临的一个难题是，每到一户人家，他们都会被当作客人来接待，并要求喝一杯阿拉伯咖啡。我的经验告诉我，早上喝这种咖啡不宜超过两三杯。但拒绝主人的好意是不礼貌的（一天的工作都是为了科学）。

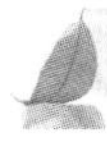

如何进行“厨房里的基因治疗”

关于微生物群的好消息是，改变肠道中的细菌数量是相对容易的。只需改变饮食习惯两周，就能改变肠道中的细菌DNA，我称之为“厨房里的基因疗法”。匹兹堡和南非的一项有名的研究就是很好的例子。在美国，非裔美国人患结肠癌的风险是生活在南非的非洲黑人的5～10倍。与非裔美国人相比，非洲人患老年痴呆症和心血管疾病的比例也比较低。与南非人相比，许多非裔美国人饮食中的盐和饱和脂肪含量较高，纤维素含量较低。这项研究通过改变两个社区的饮食习惯，让非裔美国人摄入与南非人相似的饮食，让南非人摄入非裔美国人的饮食。两周后，他们发现受试者的微生物群发生了预期中的变化，新陈代谢也发生了变化，非裔美国人因为摄入了健康的饮食，他们的微生物群变得更健康；而南非人因为摄入了不健康的饮食，他们的微生物群变得不健康了。这些变化表明，现在南非人因为食用非裔美国人的饮食而使其肠道菌群发生了改变，肠道细菌向其宿主提供了分子信号，提示其患癌症和炎症性疾病的风险较高[90]。

这个研究带给我们的启示是，今天对饮食所做的改变可以迅速改善我们的健康。我们都需要认真考虑在厨房里进行基因治疗的机会。这样做可能会相对简单：下次在餐馆用餐时，点一份羽衣甘蓝沙拉。回家后，用炒豆腐代替炒猪肉。不吃咸的小零食，改吃苹果。更好的办法是，不买咸薯片、汉堡包或奥利奥巧克力冰淇淋（真的，你可以做到！）。改变饮食习惯很难，但并非不可能（见第20章）。

关于饮食中纤维的重要性，我认为我再怎么强调都不为过。摄入纤维素对人体健康和预防老年痴呆至关重要，但很少有美国人能摄入足够的糙米、豆类、坚果、浆果和其他来源的纤维素。人体之所以需要纤维，是因为肠道细菌会产生短链脂肪酸（SCFAs）。这些SCFAs是影响体内能量利用的小分子。制造SCFAs的细菌喜欢吃纤维，就像你喜欢吃冰淇淋一样。由于SCFAs能增强肠道细菌的健康，因此它们对纤维的需求对您的健康至关重要。研究表明，帕金森病患者和SCFAs水平低的人更容易出现认知障碍。

SCFAs有助于延长饱腹感的时间，改善血脂水平，更好地控制糖尿病，并增强肠道屏障的牢固性，防止肠道中潜在的有害物质进入血液。SCFAs还能影响免疫系统中DNA的使用方式，从而产生更多的循环免疫细胞，通过降低免疫反应的攻击性来增强耐受性。这是一种对身体有益的效果，因为攻击性免疫反应（炎症）是多种与老龄有关的疾病的重要特征，包括心脏病、糖尿病、中风、黄斑变性、癌症、关节炎以及神经退化。研究发现，膳食纤维对心血管疾病、糖尿病和癌症有好处。只有不到10%的美国人摄入了推荐量的膳食纤维。

微生物群与免疫

肠道（包括口腔和鼻腔）中的细菌可以通过多种方式影响

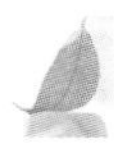

我们的健康。它们对免疫系统的影响涉及初级或先天性反应（称为先天性免疫系统）和适应性免疫系统。先天性免疫系统对潜在威胁的反应非常迅速，无需事先接触。先天性免疫系统具有检测和快速响应细菌信号的机制，它能识别有害信号，并能招募免疫细胞到感染部位，用细胞和免疫分子激活免疫反应。适应性免疫系统可以根据先前的接触情况做出高度特异性的反应。例如，接种麻疹疫苗后产生的免疫力就是适应性免疫系统的一种反应。先天性免疫系统和适应性免疫系统的功能都受到微生物群的影响。

细菌产物可能对健康有益，如SCFAs；但它们也可能致病：三甲胺分子由肠道细菌产生，会导致更多的心脏病、中风和阿尔茨海默病。饮食中的肉类和蛋类会增加产生三甲胺分子的细菌数量。功能性淀粉样蛋白是另一种对健康有不良影响的细菌产物。

神经退行性疾病与微生物群

在过去的20年中，阿尔茨海默病及相关疾病的治疗进展非常有限。我认为，这是因为该领域的大部分工作都致力于说明问题出在哪里。而我的关注点是为什么会出问题。诺贝尔奖获得者斯坦利·普鲁西纳（Stanley Prusiner）认为，这些脑部疾病的诱发因素是蛋白质折叠结构异常的随机发展。我认为这种解释并不恰当，我更倾向于认为我们最大的环境暴露（微生物群）在与年龄相关的脑部疾病中扮演了重要的角色。微生物群发出的信号可能会启动神经退行性疾病的发病过程。

细菌产生的分子在三维结构上与阿尔茨海默病中的β-淀粉样蛋白和帕金森病中的α-突触核蛋白相似。这些微生物产物被称为功能性淀粉样蛋白，因为它们能帮助细菌粘在一起，形成群落，防止被破坏。有一半的细菌会制造功能性淀粉样蛋白（淀粉样蛋白已在第5章中讨论）。

2015年，我提出肠道中产生的淀粉样蛋白会影响神经元蛋白质的错误折叠[56]。暴露于细菌的淀粉样结构会使神经元中的蛋白质变成类似的致病形状。我们和其他人的研究表明，暴露于细菌的淀粉样蛋白可促进免疫系统对大脑淀粉样蛋白产生更多的攻击反应。在所有神经退行性疾病中，大脑中都存在过度的免疫反应。这可能是免疫系统与肠道细菌相互作用的结果。接触过细菌淀粉样蛋白的免疫系统更容易发挥作用，因此当它接触到神经元淀粉样蛋白时，免疫反应会更加强烈。这些发现已在我们的实验室以及以色列、香港地区、丹麦和洛杉矶的其他实验室得到证实。

这些关于微生物对大脑影响的概念对我和其他许多人来说都是全新的。在科学领域，专注于一个狭窄的领域是非常常见的。事实上，对于神经退行性疾病，我们还没有发现有效的治疗方法，这表明扩大关注的范围可能会有所帮助。美国心理学家沃尔夫冈·科勒（Wolfgang Kohler）说过[91]：“我们不妨探究一下，有多少次科学上的重大进步是由于没有固守专业学科的界限而取得的……‘跨界’是科学中最成功的

技巧之一”。

而我对研究方法的最佳概括是：科学只有一种，那就是用一切可用的方法研究一切。我很高兴能成为一名“跨界者”。

很多老年人的大脑中都有大量的β–淀粉样蛋白沉积和神经缠结斑块（这都是阿尔茨海默病的特征），但他们的认知能力并没有受损，这一点已经得到了很好的证实。可能有多达50%的百岁老人大脑结构有明显的病变，但并没有出现痴呆症。这可能是因为免疫反应没有针对这些与年龄有关的分子[56，92]。暴露于肠道细菌制造的功能性淀粉样蛋白可能会增强大脑对淀粉样蛋白的反应，而脑淀粉样蛋白通常会随着年龄的增长而产生。微生物群还会影响大脑中最重要的免疫细胞——小胶质细胞的活动。

微生物群是我们身体储备因素的一部分，这揭示了储备概念的另一个重要组成部分：储备因素影响疾病发生的过程，也影响身体对这些过程做出的反应。

储备因素影响疾病发生的过程，也影响身体对这些过程做出的反应。

肠－脑通路

微生物群影响大脑功能和疾病转归的途径有多种。图5显示了鼻腔、口腔和肠道中的微生物可能影响大脑和脊髓的途径。神经元分子（如β-淀粉样蛋白、tau蛋白、α-突触核蛋白等）、微生物代谢产物以及微生物本身可从鼻腔、口腔和肠道通过颅神经（包括迷走神经）以及自主神经系统的其他部分进入中枢神经系统。微生物产物和微生物也可以通过血液传播。需要注意的是，这一途径是双向的。神经元分子和微生物也有可能从中枢神经系统进入鼻腔、口腔和肠道。

图5所示的路径有助于我们理解肌萎缩性脊髓侧索硬化症（ALS）各种发病过程的起源。有些患者在肌萎缩侧索硬化症早期就会出现言语不清和吞咽困难，提示脑干已经受到了影响，但这也可能是由于鼻腔或口腔中微生物的影响。还有一些患者发病时脚踝无力，这可能是因为肠道中的微生物影响了脊髓。

胃肠道中有1亿多个神经元，比脊髓中的神经元还多。细菌和细菌产物会影响肠道中的神经元。这些相互作用可通过自主神经系统传递到大脑并致病。有这样的先例吗？答案是肯定的。众所周知，肠道接触具有淀粉样结构的蛋白质会导致大脑的蛋白质错误折叠。最好的例子就是牛海绵状脑病（BSE），也被称为疯牛病。当食用受感染的牛肉导致人体的一种蛋白质折叠错误时，就会发生这种情况，从而导致神经快速变性和死亡。20世纪80年代，这种疾病在英国爆发，造成200多人死亡（见第7章）。这种疾病的传播媒介是一种被称为朊病毒的错误折叠蛋白质。20世纪50年代，在新几内亚东部发现了类

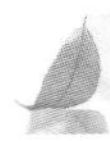

似的过程，当时流行一种叫做库鲁的脑变性疾病。库鲁病的脑变性是由于分食同类遗体受感染的脑组织而传播的朊病毒引起的[注11]。

人们认为，朊病毒从肠道传播到大脑的途径是通过自主神经系统，特别是迷走神经。迷走神经是一种让大脑和肠道互通信息的神经。它将脑干中的下部分区域与肠道和其他器官连接起来。如果我们吃得太多，感到不舒服，那是因为肠道神经感受到了这种情况，并通过迷走神经反映给了大脑。相反，如果我们饿了，闻到晚餐的香味，然后肠道就会咕噜咕噜响，那是因为大脑通过迷走神经向肠道输入了信息。

涉及迷走神经的肠道–大脑通路最近备受关注[93]。导致帕金森病、阿尔茨海默病或渐冻症的病原体可能通过类似朊病毒的模板错误折叠机制经由肠道进入神经系统。模板是指用一种结构复制另一种结构，在这些情况下，结构就是蛋白质的折叠模式。德国神经科学家海科·布拉克（Heiko Braak）及其同事已经证明，帕金森病的病理扩散是从肠道到大脑，以及从鼻腔到大脑。髓质中的迷走神经背核是帕金森病发病早期受影响的区域，迷走神经的起始神经元就位于该区域。据观察，早年因消化性溃疡而切断迷走神经的人患帕金森病的风险较低，这进一步证明了肠道中的物质会影响神经退行性疾病的观点[94]。

[注 11] 在与西方世界建立联系后，新几内亚的同类相食现象在二十世纪下半叶有所减少。这种疾病现已灭绝。

值得注意的是，研究表明神经退行性疾病中的蛋白质可以通过迷走神经从肠道到大脑或从大脑到肠道双向发展。这里描述了一个双向的肠-脑轴（途径）。有资料表明，肠道细菌通过这条轴线调节大脑活动（见图5）。肠道细菌还产生儿茶酚胺、神经递质5-羟色胺、γ-氨基丁酸等化学物质、SCFAs、功能性淀粉样蛋白和其他影响大脑功能的物质。

人们经常问我，细菌产物是如何进入肠道神经系统的。因为肠道内有一道发达而坚固的屏障，将肠道内容物与血液和神经末梢隔开。虽然这道屏障是胃肠道的重要特征，但它并非完美无缺。肠道内壁上有一些细胞连接着含有帕金森病相关蛋白α-突触核蛋白的神经末梢。肠道中的α-突触核蛋白多于大脑中的α-突触核蛋白。肠-脑轴的途径可能直接参与脑部疾病的发病过程，而不需要分子或生物体直接从肠道进入大脑。也可能是它们的代谢产物通过肠-脑轴传播。神经元蛋白质的错误折叠可能是在肠道开始的，并以类似于朊病毒疾病（如疯牛病）的方式传播到大脑。此外，肠道中的细菌和细菌产物会影响存在于肠道中的免疫细胞，而这些免疫细胞会在身体各处游走，包括大脑。由于微生物群是我们最重要的环境暴露，因此免疫系统有必要监视肠道内容物的情况。从进化的角度来看，免疫系统必须具备对肠道分子和生物体进行采样的机制。

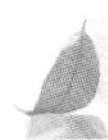

由于微生物群是我们最重要的环境暴露，因此免疫系统有必要监视肠道内容物的情况。

基于微生物群的疾病治疗方法

开发微生物群的预防性和治疗性药物的潜力巨大，因为它们依赖于我们喂给它们的食物。改变微生物群组成的方法有很多，包括饮食、益生元、益生菌、抗生素和粪便微生物群移植。益生元是能促进有益细菌生长的食物和其他制剂。它们通常是含纤维的产品，如难以消化的复合碳水化合物（存在于根茎类蔬菜、绿色蔬菜、水果、燕麦和种子中）。益生菌是对健康有有利影响的活细菌，如酸奶或泡菜。

肠道中一种名为艰难梭状芽孢杆菌（原名梭状芽孢杆菌）的有害细菌，如果它们过度生长会导致人死亡。抗生素通常对这种疾病无效。不过，许多患者已通过采用一种名为粪便微生物群移植（FMT）的方法而治愈了该病。从经过筛查没有传染病的人身上提取粪便，然后将其给病人使用，称为粪便微生物群移植。这种方法能极大地改变受体体内的细菌群，从而获得极高的感染治愈率。目前正在研究如何通过细菌疗法提高改善菌群失调的几率。可用于替代FMT的专有细菌混合物的研究正在开展，FMT治疗帕金森病和渐冻症的试验也正在进行（活菌鸡尾酒疗法可能包含多达50多种菌株）。

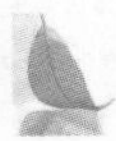

这些新疗法需要密切关注患者体内细菌群落的独特性质。由于每个人都有不同的微生物群落，因此需要根据每个人自身的微生物生态进行个性化治疗。据估计，肠道中的噬菌体（感染细菌的病毒）数量是细菌数量的两倍。研究噬菌体对肠道微生物活动的影响才刚刚开始。特定噬菌体有可能被设计成能对细菌群落的各个方面产生精确影响的病毒。基于微生物的疗法尚未开发出来，但其是有很大希望的。

微生物群影响着我们健康的许多方面，它们密切参与保护我们免受与年龄有关的变化和其他威胁的过程。它们是我们身体储备的重要组成部分。

（郗光敏）

第9章　身体健康与身体储备因素

随着年龄的增长，我们的各种能力都会有所下降：精力下降、身体灵活性下降、学习能力下降。这就是我多次提出多重储备因素概念的原因。

举个例子可能会有所帮助。一位80岁的老太太在家中不慎摔倒了，导致髋部骨折。她被送往医院接受手术，结果患上了肺炎和谵妄，然后去世了（谵妄已在第5章中讨论过）。这在医院里很常见。她的死亡证明上的死因可能是“细菌性肺炎”，她的死亡可能是因为感染了一种特别危险的细菌，而抗生素对这种细菌毫无作用。然而，还有许多其他因素可能导致了她的死亡。从以下这些可能性中可以看出，人类健康所涉及的储备因素是相互关联的。

- 她为什么会摔倒？导致跌倒的因素包括酗酒、抑郁、社交孤立、服用嗜睡的药物或家中存在不安全因素（不安全的地毯、电线、宠物）。她是否因为神经系统问题跌倒，如维生素B_{12}缺乏（与胃炎和素食有关）、虚弱或之前未发现的中风？
- 她是否有骨质疏松？如果她的骨密度较高，也许就不会骨折。她的骨密度低是因为服用药物还是因为饮食中缺钙？也许她已经知道自己有骨质疏松，并且医生已经开了钙补充剂，但却没有服用？

- 她是否对肺部感染的细菌免疫反应低下？这可能是贫血、缺乏维生素C或D、酗酒、药物或营养不良造成的。随着年龄的增长，皮肤产生的维生素D会减少，而维生素D对免疫系统的功能非常重要。
- 她的肠道和肺部细菌数量不正常吗？微生物群在对致病微生物的免疫反应中起着重要作用。
- 她是否有肠胃的问题，从而影响了对治疗肺炎的抗生素的吸收和代谢？
- 她是否体弱多病？身体虚弱会增加跌倒的风险以及死于跌倒或肺炎的风险[95]。体重过轻的老年人可能缺乏在疾病（包括跌倒）中活下来的储备，因为在生病中几乎没有机会摄入营养。这是因为住院病人可能会因为认知障碍、抑郁、食物质量差、孤独、服用镇静药物和其他因素而胃口不好。
- 她的饮食习惯不好吗？基于人群的研究表明，与其他人相比，在家的老年人如果饮食种类较少，则虚弱的风险较高[96]。
- 她之前是否患有肺部、心脏或肾脏疾病？这些疾病会增加患肺炎和谵妄的几率。一旦出现这种情况，死亡的几率就会增加。
- 她是否因为用药不当（常见于老年人）、原有的神经退行性疾病（如早期阿尔茨海默病、血管性认知

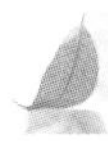

障碍）或未被发现的甲状腺疾病而出现谵妄？

- 缺乏社会支持系统是否会导致饮食不规律，从而导致骨质疏松以及虚弱和对肺炎和谵妄的敏感性？
- 缺乏社会支持系统是否导致抑郁和药物依从性差？
- 她是否抑郁？抑郁也是导致跌倒和虚弱的一个风险因素。
- 她是否有睡眠障碍，导致情绪不稳定和跌倒，并增加了吸入性肺炎和肺炎的发生率？
- 她是否有因贫困或缺乏医疗服务而无法解决的医疗问题？
- 她是否肥胖？肥胖的人对感染的免疫反应受损，也有可能自身免疫力过高。
- 她的认知储备能力低，是否增加了跌倒的风险以及跌倒后的所有后果？

还可以列出更多可能的相互作用。在这种情况下，相互依存的相互作用网络说明了健康和疾病的多重决定因素。这个问题也可以用一个积极的结果来说明。想象一下，一位80岁的老太太没有摔倒，没有患肺炎和谵妄，并且能活到96岁，还能与朋友和家人进行有意义的互动。只有当她的身体和社会交往良好时，才有可能实现这一理想结果。

这些领域（认知、身体、心理和社交）的能力完好程度是多重储备概念的关键。随着年龄的增长，人类表现受衰老影响的程度取决于这些相互作用。

健康老龄化不仅仅是避免死亡和疾病。健康地老去还意味着保持我们各个系统的高储备能力，这样当功能随着年龄的增长而衰退时，我们的表现就不会受到那么严重的影响，健康状态也能得到更好的保持。幸运的是，每个人都可以做很多事情，让我们的身体保持健康，并与我们的朋友、家人和社区之间达到最大化的健康互动。

幸运的是，每个人都可以做很多事情，让我们的身体保持健康，并与我们的朋友、家人和社区之间达到最大化的健康互动。

人体的各个器官系统相互关联、相互依存。我们的肌肉之所以能够收缩，是因为血液中含有葡萄糖和氧气。葡萄糖由肠道和肝脏提供，氧气由肺提供，当然还有心脏的辅助。我们的肺之所以能够工作，是因为胸部和横膈膜的肌肉运动、右侧心脏提供的血液以及左侧心脏接受来自肺部血液的能力。由于我们的免疫系统与微生物群的相互作用，能够保持我们对病原体的抵抗力和身体修复损伤的能力。免疫系统还能使脾脏、肝脏和骨髓中的细胞产生我们所需的分子和细胞元素。所有这些活动都由大脑监控。

由于随着年龄的增长，所有系统的功能相对减弱，因此这

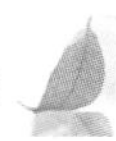

些相互依存的功能对保持老年健康至关重要。想象一下，一位75岁的老年女性大脑中出现了与阿尔茨海默病有关的早期病变，但其没有任何表现。如果她还患有心输出量降低、低血糖、贫血、脱水、尿路感染、多药（用药过多或用药不当）、肺功能差、酗酒或其他系统性问题，就可能会导致神经功能受损。

显然大脑控制着感知、有意识和无意识的情绪、语言和许多其他神经系统活动。值得注意的是，大脑还影响毛发生长、心律、肾功能、消化酶分泌、胃肠道蠕动以及其他无数身体活动。很难找到不受大脑影响的人体功能。大脑也依赖于身体的其他部分。它几乎需要持续不断的血液、氧气和葡萄糖供应。由于这些持续不断的需求，大脑需要依靠骨髓制造红细胞、心脏泵血、动脉输送适量的血液、肝脏以正确的水平持续供应葡萄糖，以及肾脏调节电解质浓度和水平衡。

我们老龄化的一个目标就是要减少发生不良影响的可能性。

我们老龄化的一个目标就是要减少发生不良影响的可能性。为了实现这一目标，我们需要管理好我们的生活方式，从而提高健康水平。我所说的“健康”是指相互依存意义上的“健康”——身体所有部位的健康，而不仅仅是其中一个部位

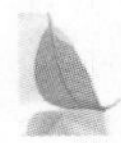

的健康。

我们的器官系统在维护大脑健康和老化过程中的作用

让我们回顾一下系统性因素对大脑的影响途径。

预防传染病

两个年龄相同的人，可能在身体的同一部位感染了致病微生物，即使感染相同种类和相同数量的病原体，但结果却大相径庭。抵抗感染的能力取决于多种储备因素维持健康平衡状态（稳态）的能力。感染病原体致病的可能性与患者营养状况、体重、免疫功能和微生物群有关。与维生素和其他营养缺乏有关的免疫反应不足可能导致残疾或死亡。

另一方面，对感染的过度反应可能也会对身体产生有害影响。当对病原体的免疫反应造成的损害超过感染病原体本身造成的损害时，就会出现这种情况，且老年人比年轻人更常见。在病毒性和细菌性脑膜炎、脑炎以及病毒性肺炎［包括新型冠状病毒（Covid-19）］中都观察到了这种情况[97]。产生这些过度免疫反应的倾向也受到微生物群组成的影响。过度免疫反应的过程可能是由于缺乏耐受性。我们身体是数万亿微生物伙伴的家园，免疫系统不会攻击需要耐受的微生物，这一点至关重要。我们的耐受能力是由微生物群决定的。

身体任何部位的感染都会对大脑功能造成不良影响。身体任何部位的炎症都与认知障碍以及中风、小脑出血、阿尔茨海

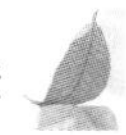

默病、帕金森病和肌萎缩性脊髓侧索硬化症（ALS）有关[98]。

微生物群与胃肠道

微生物群在我们器官系统之间的相互作用中起着至关重要的作用。正如前一章所讨论的，喜欢吃肉、奶酪和鸡蛋的肠道细菌（肉、奶酪和鸡蛋中含有肉碱、胆碱和磷脂酰胆碱）会产生一种名为三甲胺（TMA）的分子，可以促进细菌的生长（猪、牛、羊等红肉中的肉碱含量高于鸡肉或鱼肉）。TMA在肝脏中被氧化成氧化三甲胺（TMAO）。克利夫兰诊所（Cleveland Clinic）的研究发现，这种分子会加速心脏和脑血管受损，导致心脏病发作和中风。TMAO会增加血小板黏附在血管壁上的概率，并增加血管中的脂质沉积。研究还发现，阿尔茨海默病和轻度认知障碍患者血清中的TMAO会增加[75]。素食主义者体内细菌产生的TMAO较少，目前正在开发改变微生物群产生TMA的制剂。此外，TMA可能在口腔和肠道中也会产生，并可能通过颅神经和血管对大脑产生直接影响。

微生物群还通过占据“生态位”的独特环境位置来保护我们免受有害细菌的侵害。它们在口腔、鼻腔、喉咙、咽喉、外耳、肠道、皮肤和其他地方“生态位”中的存在，使致病细菌难以立足。“好”细菌还能产生抑制其他细菌生长的分子，并增强肠道屏障的安全性，从而将肠道内容物阻挡在血液之外。

为了避免菌群失调（肠道细菌的不健康状态），我们需要高纤维、多样化的饮食。谨防危险因素对多种储备因素的不良影响（见第5章）。

内分泌系统疾病

糖尿病是导致阿尔茨海默病和中风引起的认知障碍的重要风险因素。如果您患有糖尿病，也不要担心，您可以做一些事情让自己活得更健康：饮食和锻炼是关键。控制体重也很重要。高纤维饮食可以提高胰岛素的反应性，有助于控制糖尿病。糖尿病对认知能力的影响非常复杂，因为糖尿病会损伤脑血管，从而增加痴呆的风险。糖尿病患者的高血糖和低血糖发作都可能导致认知能力丧失。糖尿病患者对感染的抵抗力也会减弱，同时还有发生周围神经病变、周围血管疾病和肾功能损害的风险。有些糖尿病患者可以通过减轻体重、运动和改变饮食来消除糖尿病状态。

甲状腺功能减退症（简称甲减）也是老年人的常见病，可导致认知能力下降。

体重与新陈代谢

肥胖是认知障碍、中风和阿尔茨海默病的风险因素。肥胖对衰老过程中大脑皮层的结构和功能有负面影响。这些问题可能与肥胖与其他因素的复杂相互作用有关（如糖尿病、高血压、不良饮食习惯和运动量较少）。肥胖者的免疫系统过度激活，会对与年龄有关的大脑状态产生破坏性影响。如果要形容

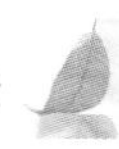

肥胖与免疫系统过度激活状态的关系，可以把肥胖比喻为一个活跃的伤口。体重并不是唯一值得关注的问题。腹部脂肪组织（脂肪）的沉积也与多种不良健康后果有关。

体重过轻也是不健康的。对于65岁及以上的老年人来说，体重过轻可能比过重对健康危害更大。体重过轻的人缺乏营养储备，无法在生病或压力过大时维持健康。过瘦本身也与虚弱密切相关。最近一项在刚果民主共和国进行的研究表明，童年时经历过严重急性营养不良的年轻人，长大后有可能在教育程度和认知功能方面出现缺陷[99]。

高血压

中年高血压是晚年患阿尔茨海默病的重要风险因素。它也是心脑血管疾病的主要风险因素。高血压可能会导致或大或小的中风，以及脑白质的血管损伤，从而造成严重的认知障碍。控制血压对所有年龄段的人都至关重要。

感官障碍

人们很容易忽视眼睛和耳朵的问题，千万不能这样。随着年龄的增长，视力和听力问题都很常见，而且会加速认知障碍、阿尔茨海默病和抑郁症的出现。听力问题会干扰交流，并可能导致孤独和抑郁。听力下降是痴呆症最易改变的风险因素之一，9%的痴呆症可能是由听力下降引起的[100]。有研究证明了白内障修复和使用助听器对改善行为表现的价值。当然，通过识别和控制青光眼以及避免噪声对耳朵造成创伤来降低感官障碍的风险也很重要。感官障碍会限制社交和体育活动，对大脑造成不良影响。

如果您喜欢听披头士或乔治·弗里德里克·亨德尔的音乐，请不要把音量调到特别大。长时间暴露在嘈杂声中会产生有害的应激反应，与抑郁、认知障碍和心脏病有关。此外，噪音对内耳造成的创伤会导致听力的永久丧失。

衰弱

衰弱是一种因身体机能下降而变得更加虚弱的状况。当这种情况发生时，人们应对压力的能力就会减弱[100]。虚弱是老年人的常见病，会增加跌倒、痴呆、谵妄、抑郁、住院和死亡等不良后果的风险。虚弱既会对身体造成影响，也会对心理造成影响。它还与认知障碍和谵妄有关，并与更快的衰退和从轻度认知障碍进展为阿尔茨海默病有关。

心肺健康

良好的心肺健康与大脑健康密切相关。很明显，这是因为心脏和大脑共享具有相似特征的血管系统。一篇学术论文强调了这一点，其标题是："年轻时保持心脏健康可以使老年时的头脑更敏锐"[101]。

如上所述，中年时期的高血压是导致晚年认知障碍的一个危险因素，会增加患阿尔茨海默病和中风的风险。心脏泵血功

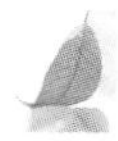

能下降会降低血压和脑灌注量，从而导致认知障碍和脑萎缩。心房颤动以及瓣膜性心脏病也会导致中风。慢性阻塞性肺病（又称肺气肿）会影响脑循环，造成认知障碍和中风。

贫血（血液循环中红细胞含量低）与阿尔茨海默病、非阿尔茨海默病导致的认知障碍、脑白质变性和小脑出血的风险增加有关。一项研究发现，贫血会使患痴呆的风险增加34%。血红蛋白水平太高或太低的老年人患痴呆和认知能力下降的风险更高。

肾脏

有充分证据表明，肾功能不全与认知障碍和痴呆之间存在关联。有证据表明，尿液中的白蛋白与罹患认知障碍或痴呆的几率较高有关，而肾功能下降则预示着身体障碍[24]。慢性肾脏疾病与脑白质疾病和认知障碍有关。

肝脏

肝脏在人体的代谢活动中发挥着重要作用。它可以清除毒素，帮助营养物质的消化和吸收，并控制着葡萄糖的供应、糖原的储存、红细胞的破坏和激素的产生。如果肝脏工作不正常，有毒产物（有些是由胃肠道中的微生物群产生的）可能会在血液循环中积聚，损害大脑功能。肝脏产生的蛋白质可与药物和其他分子结合，使其正常分布和清除。白蛋白就是这样一种蛋白质，它有助于维持组织和血液循环中的液体平衡，还能运输血液中的分子，如激素、酶和维生素。在2010年的一项研究中，我们发现白蛋白水平降低与认知障碍的风险较高有关[102]。

抵御环境毒素和自身制造的（内源性）毒素

肝脏、肾脏和微生物群在排解环境毒素和自身制造的毒素方面都发挥着至关重要的作用。它们对我们的身体储备非常重要，因此在我们的一生中，让它们保持良好的状态非常重要。

口腔健康

牙周炎是心脏病、中风以及阿尔茨海默病的风险因素。研究表明，口腔细菌产生的蛋白质会增加脑部大出血和小出血的风险[73]。同时，牙齿脱落也与认知障碍和阿尔茨海默病有关。目前还没有充足的证据表明汞合金补牙中的汞是阿尔茨海默病的风险因素。

对手术的反应

老年人、认知障碍患者和阿尔茨海默病患者对麻醉剂和手术过程的不良影响更为敏感。认知障碍患者术后谵妄的风险更高。每个人都应该了解手术的风险，非必要尽可能不进行手术。

疼痛

慢性疼痛可通过多种方式导致认知障碍：抑郁、社交孤

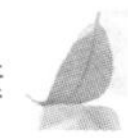

立、体力活动受损、药物毒性和全身炎症。此外，慢性压力也会损害大脑。

合并症

许多老年人同时患有多种疾病。内科疾病对大脑功能的影响不仅仅是叠加性的，患有一种以上的慢性疾病是很糟糕的，而且比你想象的还要糟糕。多种慢性疾病对大脑功能的影响往往比每种疾病单独造成的影响更大。

2014年的一项研究显示，在患有痴呆症的医疗保险受益人中，38%合并冠状动脉疾病，37%合并糖尿病，29%合并慢性肾病，28%合并充血性心力衰竭，25%合并慢性阻塞性肺病[103]。

结论

我的一位朋友家里最近遭遇了不太好的事情。他74岁的父亲平时很健康，却因慢性关节炎导致膝关节疼痛。医生建议他进行膝关节置换手术，尽管家人劝说他一次只做一个，他还是选择同时置换两个膝关节。他希望尽快结束目前的行动不便和疼痛，并且坚持在一天内进行膝关节置换的想法。手术后三天，他患上了肺炎，之后不幸去世。大手术对身体机能是一个非常大的考验。他74岁的身体储备因素已远不如年轻人。

如果有人咨询我，我会反对一次置换两个膝关节的想法。需要注意的是，老年人的身体储备系数较低。很多时候，我们无法选择承受何种形式的压力，但当我们可以选择时，我们应该尊重事实，尊重自己的身体状况。此外，通过改变生活方式，我们可以提高自己的身体储备因素，以便能够对已知的和未知的压力做出最好的反应。

（李　阳）

第 10 章　抑郁、焦虑以及感觉不好真的一无是处吗？

> 为什么我们这么多人总是焦虑不安，就像马克·吐温所说的那样，“一生都在遭受从未发生过的悲剧”？
>
> ——兰道夫·内斯，美国医生，进化医学创始人之一

奥地利精神分析师维克多·弗兰克尔（Viktor Frankl）是《活出生命的意义》（Man’s Search for Meaning）的作者，这是一本非常重要的书。他的一个病人是一名外交官，平时与要求苛刻的上司打交道。这位外交官之前的分析师曾试着让他相信，他的不快乐与他对父亲潜在的怨恨有关。分析师去世后，病人找到弗兰克尔。几次就诊后，弗兰克尔认为病人是因为他的工作“挫伤了他的意志”。弗兰克尔建议病人辞去工作。病人辞职后，他的主要心理问题很快得到了解决。当然，这个故事简化了一个复杂的治疗过程，但它确实说明了一个事实：情绪状态可能源于需要改变的生活环境。

抑郁可能是精神或身体疾病的警示信号，或者像弗兰克尔的病人一样，是工作环境不佳的征兆。认识到抑郁症的存在是有效处理抑郁症的关键。

认识抑郁症

抑郁症在老年人中很常见。抑郁症患者可能会有严重的记忆障碍。抑郁症患者反复出现的悲伤和悔恨的想法可能会影响新记忆的形成。抑郁可能是对生活事件的一种反应，不一定与正在发生的事情有关。有严重和反复抑郁症病史的人可能会随着年龄的增长而经历更多的抑郁。然而，年轻时没有抑郁经历的人也可能在没有任何悲伤情绪史的情况下患上抑郁症。

是否每个抑郁症患者都能意识到自己患有抑郁症？患者和家属如何才能意识到自己患有抑郁症？许多患有抑郁症的老年人都能意识到自己患有抑郁症，但有些人却不能。常见的情况是，配偶或其他亲人意识到患者患有抑郁症，但患者却矢口否认。抑郁症也可能在家中无人察觉的情况下存在，这可能是因为这个人是在感情得不到尊重的环境中长大。这种情况在贫穷年代的青少年中尤为常见，因为他们的父母为了应付生活已经不堪重负，根本无暇顾及其他。各个年龄段的抑郁症患者都应该寻求帮助，因为这样可以获得有效的治疗。

抑郁症的症状包括悲伤和反复出现悔恨的念头。食欲不振、体重减轻、入睡困难、对活动失去兴趣以及对性活动失去兴趣也是抑郁症的表现。这些所谓的抑郁症植物神经征兆也可能是由其他疾病引起的：食欲不振和体重减轻可能是癌症、甲状腺功能减退或其他全身性疾病的征兆。尽管如此，这些征兆的出现仍有可能提示患者患有抑郁症。

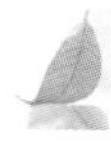

抑郁症与其他疾病

抑郁症可能与脑血管疾病有关，如大大小小的中风和脑白质减少。在抑郁症患者中也观察到微生物群的变化，有时改变肠道细菌的干预措施可能会有所帮助。研究发现，将抑郁症患者的肠道细菌移植到动物体内可诱发类似抑郁症的行为。同样重要的是，要认识到可导致或加重抑郁症的生理因素，包括睡眠不足、缺乏维生素B_{12}和B_6（吡哆醇）、甲状腺功能减退以及缺乏叶酸。

抑郁症是痴呆症和心脏病的风险因素，可由睡眠障碍和全身性疾病引起并加重。

抑郁症是痴呆症和心脏病的风险因素，可由睡眠障碍和全身性疾病引起并加重。与没有此类病史的人相比，患有抑郁症和焦虑症的人出现阿尔茨海默病的时间也更早。

抑郁与我们的所作所为

管理我们对生活事件的反应能力是我们心理储备因素的基本组成部分。缺乏社会交往和体育锻炼可能会导致或加重抑郁症。它可能与生活事件有关，也可能完全与生活事件无关。

一些生活方式可能与抑郁症的发生有关。许多人已用电视和社交媒体取代了社交互动。过度看电视可能会加重抑郁，因为它不是一项可参与的活动，并让大脑充斥着更多可能无法处理的刺激。电视节目告诉观众发生了危机，他们必须要关注。美国一家有线电视新闻网有一个名为“突发新闻”的节目。这样的标题意味着发生了非常重要的事情。这种情况当然会发生，就像2001年9月11日那样。但在大多数情况下，我们并不需要过分关注世界大事，也不应该对所有事情都忧心忡忡。此外，电视的广告可能会显示一个一毫秒的片段，一个人被刺伤了，然后是爆炸，有人从飞机上坠落。大脑每秒钟只能处理一定量的视觉信息。通常情况下，刺激信息的传输速度是人脑无法处理的，而且也没有互动的机会，这种感官的过饱和会导致负面情绪。对于老年人来说，这是一个特殊的问题，因为他们很少有机会能找到除了看电视以外的其他活动。

社交媒体也会诱发人们的负面情绪。Facebook和Instagram上的帖子内容往往会不断地提醒我们观看其他人的幸福生活。从其他人精心策划的家庭活动、餐馆和户外活动的照片中，我们可以得到一个重要的信息，那就是他们过着幸福完美的生活。但事实并非如此。很少有人发布自己躺在沙发上无所事事、看牙医或做结肠镜检查的照片。上文提到的伦道夫·内塞（Randolph Nesse）说[104]：“我们在社交媒体上获得的各种关注其实就像可卡因。我们患上了社交肥胖症，我称之为社交肥胖症——我们无法停止消费展示自己和获得他人关注的机会。如果Facebook、Instagram、TikTok和Snapchat等社交媒体网站惹恼了你，那就停止使用它们吧。

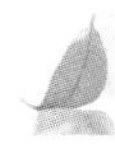

抑郁与缺乏活动的关系属于“恶性循环”。不活动会导致抑郁、疲劳和冷漠，而抑郁又会导致不想活动和缺乏活力。将这些相互作用视为“恶性循环”更为准确，因为其影响会随着时间的推移而累积和恶化。让我们想象一下如何将这些过程转化为“良性循环”，即事件的重复循环的结果是每一个事件都会增加另一个事件的益处。如果活动增加，抑郁可能会得到缓解，从而做更多的活动，进一步缓解抑郁问题。

如果我们首先解决为什么会抑郁这个基本问题，就会有所帮助。身体的任何部位受到感染产生的免疫分子可能会进入大脑，也会导致抑郁[105]。如果您得了流感等疾病，并卧床数日，您可能已经注意自己有些抑郁，部分原因是缺乏活动。

当你活动时，抑郁就更难产生。我们的祖先生活在与今天截然不同的环境中，生病或受伤时需要休息。通过自然选择，我们形成了一套行为流程，以增加我们在健康受到挑战时休息的机会（称为生病行为）。大约在1万年前，我们的祖先如果受到感染，明智的做法是不去打猎，而是休息。这种进化上的做法在一定程度上是因为感染性疾病患者发烧时会出现抑郁、头痛和乏力感。干扰素是人体内为应对病毒性疾病而产生的一种分子。头痛是它常见的副作用之一，也许正是因为干扰素的原因使我们在生病时不得不休息。因此，抑郁症可能是对全身性疾病的一种适应性反应，因为它鼓励不活动，而不活动可能是对疾病的一种有益反应。

心理健康与衰老

抑郁会对我们的多种储备因素产生很大影响。有证据表明，早年遭受的身体和精神压力，包括创伤后应激障碍（PTSD），是日后出现认知障碍、高血压和抑郁症的危险因素。瑞典对61 000多人进行的一项研究显示，有过创伤后应激障碍经历的人罹患神经退行性疾病的风险增加了31%，罹患血管性认知障碍的风险增加了81%[106]。

随着年龄的增长，心理健康尤为重要。精神科医生、大屠杀幸存者亨利·克里斯特尔（Henry Krystal）指出，处理创伤经历所需的有意识和无意识的心理活动在以后的生活中会变得支离破碎[28,107]。克里斯塔尔说，“衰老，伴随着失去，它使人不可避免地必须面对过去。这种发展决定了一个人要么接受自己和自己的过去，要么继续愤怒地拒绝它。”

换句话说，正如儿童精神病学家爱利克·埃里克森（Erik Erikson）所说，是选择“完整感还是绝望感”[29]。随着年龄的增长，人们往往会从思考和计划转变为回忆，如果早年的生活事件是创伤性的，这种转变可能会很困难。人们可能终其一生都在与回忆早年的痛苦经历作斗争，随着年龄的增长，这一过程可能会变得困难。

与抑郁症有关的心理和社会储备因素包括孤立、孤独、贫穷、不活动、冷漠、营养不良、感官缺陷和难以获得医疗保健。在转基因阿尔茨海默病模型小鼠身上观察到，社会隔离会

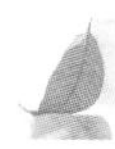

加剧记忆障碍，增加大脑中β-淀粉样蛋白的沉积。一项研究发现，与没有孤独感的人相比，有孤独感的人患阿尔茨海默病的风险要高一倍。孤独感可能伴随着空虚或被拒绝的想法，是社会隔离的一种表现。

较大的社交网络可以保护老年人的认知功能，并增强所有的储备。然而，这种网络往往会因衰老而受损。社会交往的有益影响不仅限于大脑，它们还能提供精神刺激，从而增强认知储备，还提供体育活动，从而增强身体储备。积极参与社会活动对我们人生的各个阶段都有好处。

为什么我们会有悲伤的想法?

抑郁的人表现不佳。为什么进化中会产生这种消极情绪？进化医学领域的奠基人、医生伦道夫·内塞（Randolph Nesse）在题为《感觉不好有什么好处》（What good is feeling bad?）的文章中给出了答案[104]。他认为抑郁症并不只是一种缺乏西酞普兰（一种抗抑郁药，5-羟色胺再摄取抑制剂）的病，也就是说，抑郁症并不全是因为缺乏足够的5-羟色胺造成的。抑郁症的成因可能有很多，其中一些人也可以在不服药的情况下得到缓解。我们进化出了抑郁的能力，因为它可能具有适应的价值。抑郁可能是一个信号，表明有什么问题需要补救（正如本章开头维克多·弗兰克尔的病人的故事所暗示的那样）。

我们进化出了抑郁的能力，因为它可能具有适应的价值。

医疗专业人员了解病人生活的能力是一个关键问题，因为医生往往很忙，不一定有时间或有兴趣去了解可能导致病人抑郁的原因。开抗抑郁药需要60秒钟，而了解一个人的情感生活则需要60分钟或更长时间。

内塞认为："治疗师不应假定负面情绪是身体异常或人格、家庭或社会功能失调的症状，而是可以考虑这样一种可能性，即某些痛苦是自然选择形成的重要机制的一部分，以帮助人们在环境中生存[104]。"我们之所以能够感受到抑郁和焦虑，是因为这些情绪可以帮助我们忍耐，这与身体疼痛的价值类似，可以增强我们对伤害的防御能力。正如我们将身体疼痛作为行为指南一样，我们可能需要将抑郁作为需要采取纠正措施的信号。

我们能为抑郁症做些什么?

抑郁症可以通过多种药物得到很好的治疗，这些药物疗效显著，但老年人不宜服用会损害胆碱能神经递质的抗抑郁药，如去甲替林或丙咪嗪。此外，还应避免使用多种镇静剂，如三氟拉嗪、氯丙嗪等（见第23章）。现代抗抑郁药的副作用较小，疗效也不错。向精神科医生、心理学家或社会工作者咨询可能会很有帮助。

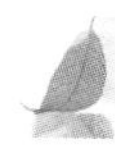

在生病期间，休息固然重要，但我们的生活也应有稍微剧烈些的体育活动。人类的自然状态就是积极锻炼身体。缺乏体育锻炼也会诱发和加重抑郁症。体育锻炼可以改善人的情绪状态。我们天生就不是久坐不动的动物。

大多数人都有能力进行某种形式的体育锻炼，并应视其为生命所系，因为它确实如此。跑步、散步、游泳和其他体育活动不仅有助于避免抑郁，还能延缓与年龄相关的认知障碍，改善轻度认知障碍患者的表现[108]。缺乏锻炼是导致早逝以及冠心病、中风和糖尿病的已知风险因素。

我希望大家可以认识到衰老并非不可避免，这有助于以感激之情来珍惜衰老带来的机遇。正如威廉·詹姆斯（是的，又是他）所说："对抗压力的最强大的武器是我们选择一种想法而不是另一种想法的能力"。

对抗压力的最强大的武器是我们选择一种想法而不是另一种想法的能力。

我经常思考的一个问题是：如果有机会，逝者会想说些什么。如果我们告诉他们说：我们会因为下雨或者因为我们最喜欢的球队输了比赛而感到难过，他们会作何反应？我想，他们会严厉地告诫我们，告诉我们要珍惜生命。

（刘　恩）

第 11 章　基因并不是万能的

> 基因给枪上膛……而环境扣动扳机。
>
> ——弗朗西斯·柯林斯博士，医学遗传学专家，美国国立卫生研究院前院长

一对50多岁的夫妇，都是大学教授，他们担心随着年龄的增长会患上阿尔茨海默病。他们没有明显的痴呆症家族史，也没有认知疾病的迹象。在没有任何专业指导的情况下，他们接受了最重要的阿尔茨海默病风险基因——载脂蛋白E（APOE）的检测。经检测，他们的基因都有一个载脂蛋白E ε4基因（等位基因）。他们28岁的女儿也对自己的这个智力相关基因充满好奇，经过检测，不幸地发现她有两个载脂蛋白E ε4等位基因，这意味着与没有ε4等位基因的人相比，她日后患阿尔茨海默病的风险要高出10多倍。目前，她对这一结果无能为力（除了担心以外）。目前还没有专门的干预措施来减少APOE ε4等位基因对阿尔茨海默病发病的影响。此外，据估计，在80岁时有两个APOEε4等位基因的人中，约有40%～50%的人不会患痴呆症。可以想象，她会在接下来的52年里因为担心自己患阿尔茨海默病的高风险而惴惴不安，然后可能在80岁时得知自己最终没有患上阿尔茨海默病。她该如何向现在或将来的伴侣解释呢？

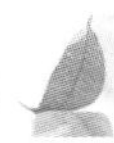

我担心的是，由于有了基因检测这项新技术，很多人都会进行APOE ε4基因检测，但却无法得到恰当的遗传咨询。有关该基因和其他基因的风险数据非常复杂，毫无疑问，许多人（以及许多医生）并不了解这种复杂性。在了解APOE基因型的基础上制定医疗干预措施，这对人们接受检测非常重要。然而，目前的情况并非如此。考虑进行这种检测的人应该与知情的医生讨论这种情况，并确定所获得的信息会提高还是降低他们的生活质量。

有一些方法可以降低患痴呆症的风险（在第5章和第12章中会讨论），这些是每个人都可以做且应该做的事情。随着年龄的增长，每个人都有患痴呆症的风险。很多人即使没有APOE ε4基因，也会患上阿尔茨海默病。总之，不需要通过基因检测来夸大预防措施的作用，因为根本无法评估一个人在知道自己存在风险基因后对其心理的影响。

我们的基因构成是什么？它会如何影响我们的生活？

人类生来就有23对染色体和20 000～25 000个基因。基因是用于编码蛋白质的氨基酸的核苷酸（核酸的基本结构单元）组成序列。除性腺（睾丸和卵巢）外，我们所有的细胞都有相同的DNA。重要的是要知道，染色体中包含的遗传信息并不直接决定我们的命运。相反，基因提供了可以做什么的信息。实际所有发生的现象都是基因与环境之间的相互作用。也就是说，我们的生活方式会影响基因的作用。

我们的生活方式影响着我们基因的作用。

伊朗裔美国乳腺癌研究员米娜·比塞尔（Mina Bissel）博士说[109]："基因序列就像钢琴上的琴键，但它只是产生音乐的背景之一"。我的毛囊中制造头发的细胞与胰腺中产生胰岛素的细胞具有相同的基因。细胞的活动是由基因和环境刺激共同决定的。

一个很好的例子是，当骨头骨折并打上石膏后会发生什么。经过几周的强制休息，手臂上没有活动的肌肉会变小（这个过程被称为肌肉萎缩）。拆除石膏后，肌肉重新工作，它们就会恢复到正常大小。没有活动的肌肉细胞很少产生新的蛋白质，因此会出现萎缩（产生蛋白质的基因没有被使用，基因没有被表达）。当肌肉再次被使用时，产生蛋白质的基因就会活跃起来。在这种情况下，是环境需求决定了细胞中哪些基因处于活跃状态（或钢琴上弹出哪些音符）。

人类解酒的过程也可以说明基因工作与环境需求之间的关系。有些人只要喝半杯葡萄酒就开始昏昏欲睡，而另一些人则可以喝半瓶或更多后仍然保持清醒。这其中的差别，至少部分是因为肝脏产生了一种叫做微粒体氧化酶的蛋白质，这种酶可以解酒，降低血液中的酒精含量。一个人喝酒多，这种酶的基因就会被激活，产生更多的酶。如果一个酒量有限的人逐渐增

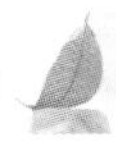

加饮酒量，他就会产生更多的这种酶，这样就可以喝更多的酒而不会昏昏欲睡（这纯粹是为了证明基因表达与环境有关的概念，千万不要在家里尝试此类事情）。

说明基因与环境相互作用重要性的另一个例子是苯丙酮尿症（PKU），它是导致遗传性智力障碍的最常见原因之一。PKU是由于人体代谢食物中的一种氨基酸——苯丙氨酸的能力存在遗传缺陷而引起的。PKU患者血液中的苯丙氨酸含量很高，对大脑具有毒性。

不过，如果在出生时就确诊患有PKU，就可以调整饮食，使这种氨基酸永远保持在毒性水平以下，患者也就不会出现神经损伤。这种基因目前无法修复，但可以通过改变环境绕过基因缺陷的结果。同样，有些人有心脏病早逝的家族史，可能是由于基因异常导致血液中血脂水平过高（高脂血症）。通过对生活方式因素的管理，包括控制高血压、不吸烟、避免肥胖、锻炼、低脂饮食和服用降脂他汀类药物，这些人可能会健康长寿，尽管他们的遗传密码的缺陷无法修复（至少目前无法修复）。

21世纪人类的身高明显比前几个世纪要高得多。身高受遗传因素的影响很大，但身高基因不可能在过去100～200年间发生明显变化。我们今天之所以身高更高，是因为儿童时期的营养得到了加强。因此，更多的人能够达到遗传的身高。在日本，人们发现身高与患痴呆症的风险成反比（相对而言，矮个子比高个子更容易在晚年患痴呆症）。这很可能是因为矮个子更有可能在早年缺乏营养，这可能导致他们无法达到遗传身高，同时也会因为营养缺乏而减少认知储备。

基因与阿尔茨海默病

导致早发性阿尔茨海默病的基因突变有100多种。这些基因突变存在于1号、14号和21号染色体上，通常在60岁之前就会导致痴呆，有时早在40多岁时就会发病。这些突变是常染色体显性遗传，这意味着男性和女性会受到同样的影响，而且只需要一个基因受影响即可致病。这种基因突变具有很高的外显率，因为存在这种基因突变的人如果活得足够长，就很有可能患病。这些基因突变所揭示的分子信息已被用来开发预防和治疗这些疾病的药物。然而，这些实验性疗法在改变疾病方面尚未取得成功。因为大约99%的阿尔茨海默病患者都没有这些基因的突变。

正如本章开头所述，还有一种基因与阿尔茨海默病的患病风险高度相关。APOE位于第19号染色体上，是一种共显性基因，这意味着它在母体和父体的第19号染色体上都有表达。该基因有三种主要形式（等位基因），分别称为ε2、ε3或ε4[100]。因此可能有六种组合（ε2/ε2、ε2/ε3、ε2/ε4、ε3/ε3、ε3/ε4和ε4/ε4）。拥有一个APOE ε4基因的人罹患阿尔茨海默病的风险比没有ε4等位基因的人高出约3倍（见图6）。与没有APOE ε4等位基因的人相比，有两个ε4等位基因的人（这并不常见）患阿尔茨海默病的风险增加了约12倍。具有ε4等位基因的人也可能比不具有该等位基因的人更早发病。与APOE ε4等位基因相

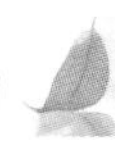

关的风险增加期始于50多岁，女性的风险增加高于男性。ε4等位基因携带者罹患阿尔茨海默病的额外风险在80岁以后会降低。有两个ε4等位基因拷贝（纯合子）的人一生中患阿尔茨海默病的风险超过50%，而有一个ε4等位基因的人一生中患阿尔茨海默病的风险为20%～30%。没有ε4等位基因拷贝的人，男性一生患病风险为11%，女性为14%[111]。

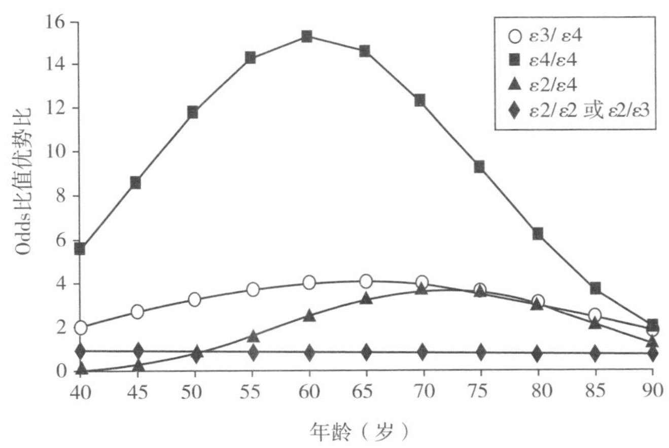

图6　根据APOE基因型和年龄，白种人受试者患阿尔茨海默病的相对几率。优势比与ε3/ε3基因型相关（改编自参考文献110）

但不要绝望。在一项研究中发现，19位85岁的ε4/ε4基因型患者中有13位并未患痴呆症。这是因为ε4基因不会致病，但会增加患病风险。此外，阿尔茨海默病患者不具备ε4等位基因（他们没有风险因素基因）的情况也很常见。

为什么APOE基因会增加患阿尔茨海默病的风险？我们不得而知。有几种理论认为，APOE蛋白的作用是结合淀粉样蛋白-β蛋白并促进其从大脑中清除。APOE蛋白质还参与血脑屏障的保护。由于该蛋白在体内的主要作用是结合脂质，因此该基因对脂质代谢的影响很可能与阿尔茨海默病风险的增加有关。

APOE基因对炎症也有重要影响。我一直在研究APOE基因型对阿尔茨海默病风险的影响，因为该基因对肠道微生物群也有影响。我们知道，APOE蛋白会影响脂质结合，因此可能会影响肠道黏液以及肝脏胆汁酸的产生。2015年，我提出该基因对阿尔茨海默病风险的影响可能是因为该基因的ε4型会促进肠道中不健康细菌的生长[57]。欧洲一项研究的最新证据支持了这一假设[112]。这一点很重要，因为它提出了改变微生物群可以降低阿尔茨海默病风险的方法。

有关APOE风险的一个未解之谜是它为何能在自然选择中幸存下来。由于该基因的ε4型与不良后果（阿尔茨海默病、中风、头部受伤后恢复不良）有关，因此您可能会期望它在数千年的进化中被淘汰。在2013年的一篇论文中，我和我的同事发现，ε4等位基因会损害疟原虫在血液中复制的能力。这表明，ε4等位基因之所以能在负面选择压力下存活下来，可能是因为它对早年的生存具有更强的保护作用。

回顾一下，导致阿尔茨海默病的常染色体显性基因具有很高的渗透性（几乎所有携带这些基因的人都会发病），但APOE并非致病基因，而是会增加患病风险的基因。希望有一天我们能搞清楚为什么APOE ε4等位基因与阿尔茨海默病有关，并能发明出一种特定的疗法来预防、延缓或改变这种疾病。

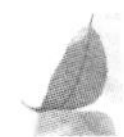

到那时，人们就可以通过检测确定自己的APOE基因型了。但是，目前有关APOE基因型的信息并不能帮助我们指导治疗。

基因不会孤立地发挥作用

在科学界，我们经常被告知万物都在基因之中。1975年，大卫·巴尔的摩（David Baltimore）因研究肿瘤病毒而获得诺贝尔生理学或医学奖。在悉达多·穆克吉（Siddhartha Mukherjee）关于其著作《基因》（the Gene）的电影中，巴尔的摩说："我们发现，生物学中的一切都是基因。我们用基因思考，我们的疾病与基因有关，因此通过对抗基因来对抗疾病是有道理的"。

这种狭隘的观点是错误的。基因不是单独起作用的，而是能够通过与环境的相互作用来影响基因功能。当然，通过生物技术纠正异常基因也是可取的。我们决不能忘记另一种治疗途径：我们可以改变基因与环境的相互作用，以保持健康和适应能力。

我们决不能忘记另一种治疗途径：我们可以改变基因与环境的相互作用，以保持健康和适应能力。

据估计，60%～80%的阿尔茨海默病患病风险与遗传因素

有关。正如我们所指出的，拥有两个APOE ε4等位基因的人比没有这种基因的人患病风险要高得多。然而，许多人因为拥有这种疾病相关的变异性却不会患病，而且许多患阿尔茨海默病的人并不具有APOE ε4等位基因。一项对96对年龄在60岁或60岁以上且无认知障碍的单卵双生（“同卵”）双胞胎进行的研究证实了环境因素在阿尔茨海默病中的作用。研究发现，在14对孪生兄弟中，其中一个大脑中出现了阿尔茨海默病过程的分子迹象，而另一个却没有，这表明环境因素非常重要[113]。这一发现强调了环境因素的重要性，尤其是我们最重要的环境暴露——微生物群。

除APOE外，还有几种基因也与阿尔茨海默病有关。与APOE的影响相比，这些基因的累积效应相对较小。另一个与阿尔茨海默病有关的基因是TREM2（髓样细胞上表达的触发受体2），它通常对大脑有抗炎作用。如果这种基因存在罕见的变异，其功能会下降，从而增强阿尔茨海默病的患病风险。该基因与该病的关系进一步证明了免疫系统在阿尔茨海默病中的作用。

还有一些导致帕金森病的常染色体显性基因，约有10%的帕金森病是由这些基因引起的。常染色体显性基因也是许多额颞叶变性（FTLD）病例的病因，尤其是在发病年龄低于65岁时。其中一种额颞叶变性可由9号染色体上的一种名为C9ORF72的突变引起，这种突变也可导致肌萎缩性脊髓侧索硬化症（ALS）。这种突变可导致FTLD或ALS，也可在同一个

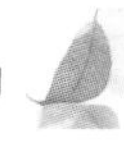

人身上同时发生（见案例研究8）。目前还不清楚为什么有这种突变的一些人会患ALS，另一些人会患FTLD，还有一些人会同时患这两种疾病。对这些突变的了解有助于开发治疗这些疾病及其他疾病的实验性疗法。这种突变可能会损害免疫系统与微生物群相互作用的能力。

案例研究 8

我的一位51岁的病人出现认知能力下降已有一年多了，他经常迷路、跌倒，双手活动受限。他说不出想表达的话，笑得不恰当，无法进行简单的计算，肌力减弱，肌肉质量下降。他需要人帮助洗澡，生活不能自理。当被问及为什么住院时，他说他的“电脑不工作了”。他的父亲在42岁时死于脑瘤，他的姑姑在50岁时患上了早发性痴呆症，并伴有肌萎缩性脊髓侧索硬化症，在62岁时去世。他这位姑姑的儿子也患有早老性痴呆症，51岁时去世。祖父也患有痴呆症。

脑部核磁共振扫描（MRI）显示他的大脑皮层存在弥漫性萎缩，尤其是额叶。正电子发射断层扫描（PET）显示前额叶和颞叶的新陈代谢丧失。基因检测显示，9号染色体上一个名为C9ORF72的基因发生了突变，其原因是鸟嘌呤（G）和胞嘧啶（C）核苷酸序列

[GGGGCC]的重复数目异常。这个由六个核苷酸组成的序列在正常情况下只重复几次，但在这种突变中，该序列可能会重复数百次。这种突变于2011年被发现，与常染色体显性遗传病FTLD或ALS或两者的早期发病有关。

这名患者显然同时患有这两种疾病。这个病例说明，这种疾病肯定是由基因突变引起的。据医生观察，C9ORF72基因与免疫系统的功能有关。也许突变基因改变了免疫系统和微生物群之间的关系，从而导致神经变性。目前尚不清楚为什么同一基因会导致同一家族成员患上两种不同的疾病。人们也不知道为什么这个由六个核苷酸组成的特定序列的额外重复会造成如此大的危害。

科学界仍在继续研究这种遗传疾病的分子机制，以便开发治疗方法。在所有ALS和FTLD病例中，遗传病例约占10%。

结论

许多拥有一个或两个ε4拷贝的人都不会患阿尔茨海默病，这一事实表明，阿尔茨海默病的发生还必须有进一步的相互作用。这种相互作用可能是APOE基因与另一种基因之间的相互作用，也可能是APOE基因与环境因素之间的相互作用。当

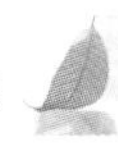

然，也可能是多个基因和多个环境因素之间的相互作用。如果认为存在一个或两个ε4基因突变的人患阿尔茨海默病只是由APOE的改变引起的，那就大错特错了。

正如我们所看到的，导致阿尔茨海默病的原因还有重要的遗传因素。常染色体显性突变只会导致约1%的患者患病。在其他99%的病例中，没有早发的致病基因突变，疾病也不是由基因引起的。而在这绝大多数病例中，我们有可能通过避免“扣动扳机”，并通过管理我们的多种储备因素来提高认知功能和降低与年龄相关疾病的风险，从而预防功能受损，我们将在接下来的章节中讨论这一点。

（韩战营）

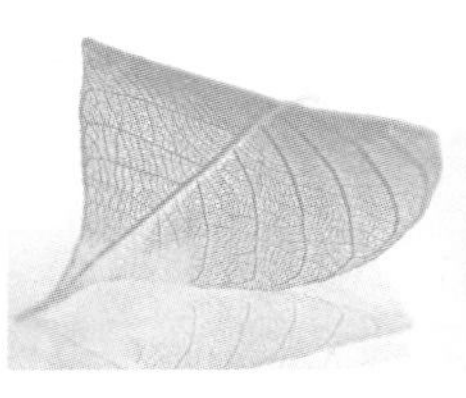

第二部分

应用：我们如何抓住衰老带来的机遇？

第12章 概述

20世纪90年代，我在阿尔茨海默病协会的一次会议上发言，介绍了我对脑力和体力活动与该疾病风险的关系的研究。在一次新闻发布会上，我提出，为了降低阿尔茨海默病的患病风险，人们应该终生保持身心活跃，避免吸烟和肥胖，多吃素食、低饱和脂肪饮食，适当控制糖尿病和高血压。我解释了这些建议是基于我的研究小组以及世界各地许多其他研究小组的工作。

当我说完时，阿尔茨海默病协会的一位委员站起来说："弗里德兰博士的建议还没有经过安慰剂对照、双盲随机试验的验证，我认为时机还不成熟。"

我听完愣了一下。我回答说，我的建议已经被认为是对人们有益的，而且现有的研究也表明这些建议会有所帮助。而且，遵循这些建议（健康饮食、锻炼身体等）的人不会出现任何副作用。但是，以下章节中列出的一些指导建议还没有经过双盲、安慰剂对照、随机试验的全面评估。如果在这些研究完成后再得出结论肯定是非常完美的，但我们现在就需要知道该怎么做。但并非所有人都同意我的观点。

在2010年的一份"科学会议声明：预防阿尔茨海默病和认知能力下降"中，研究人员注意到糖尿病、中年高脂血症和

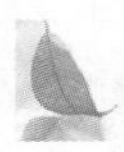

吸烟与阿尔茨海默病风险增加有关[114]。地中海饮食、摄入叶酸、低度或适量酒精摄入量、认知活动和体力活动与风险降低相关。然而，由于“所有这些关联的证据质量较低”，他们无法凭这些关联得出确切结论[114,115]。

2017年，由美国科学促进会名誉首席执行官艾伦·莱什纳（Alan Leshner）和美国国家神经疾病及中风研究所名誉所长斯托里·兰迪斯（Story Landis）领导的美国国家科学、工程和医学科学院也认为，由于数据过于单一，无法就如何降低阿尔茨海默病风险向公众发布具体指导意见[116]。

我强烈反对这些结论。1999年，在南非约翰内斯堡举行的阿尔茨海默病国际会议上，我认识了希瓦尼·南迪（Shivani Nandi）。我们相爱并结了婚。我们都致力于帮助人们降低患阿尔茨海默病的风险，因此合作撰写了一篇论文，并于2013年发表。我们在《阿尔茨海默病杂志》（Journal of Alzheimer's Disease）上发表了带有讽刺意味的文章《对预防痴呆症纵向研究的适度建议（向乔纳森·斯威夫特致歉，1729年）》，论述了将人们的注意力集中到阿尔茨海默病预防工作的必要性上[34]。我们提出了一项为期40年的研究计划，将1万人随机分配到饮食中低饱和脂肪或高饱和脂肪组、头部受伤组、脑力和体力活动水平高或低或不活动组，以及吸烟或不吸烟组。这样的研究显然是不可能完成的。我们的观点是，既然无法完成这种理想的研究，我们就必须根据现有证据来提出建议。在提出建议之前一直等待进一步的信息是不合理的。我们的“适度

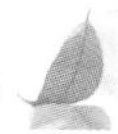

建议”说明，没有确切的证据不能限制我们根据已有的证据提出合理的建议。正如美国天文学家和作家卡尔·萨根（Carl Sagan）所说：“没有证据并不能说明证据不存在”。

高血压和吸烟都是痴呆症的危险因素（我们还知道它们是心脏病和中风以及其他疾病的危险因素）。为什么知名专家组不建议政府和机构鼓励更好地管理高血压和禁止吸烟，以降低血压痴呆症风险？这样的建议有什么危险吗？据估计，减少危险因素（类似于我向您推荐的方法）可以使阿尔茨海默病的患病率在全球范围内降低10%，在美国降低25%。大约一半的阿尔茨海默病病例可能与高血压和吸烟有关。

一项最近对153项随机临床试验的分析表明，以下因素可能会增加患阿尔茨海默病的风险[117]：

- 教育水平低；
- 认知活动水平低（精神刺激）；
- 体育锻炼较少；
- 维生素C摄入量低；
- 高同型半胱氨酸血症；
- 抑郁；
- 压力；
- 糖尿病；
- 头部外伤；
- 中年高血压；
- 中年肥胖；

- 晚年体重明显减轻；
- 吸烟；
- 睡眠质量差；
- 脑血管疾病；
- 虚弱；
- 心房颤动。

在考虑如何提出降低有关这些风险因素的建议之前，我们必须充分考虑全球老龄化的背景。考虑这些风险/保护因素的一个重要方面是，它们涉及的不仅仅是阿尔茨海默病，而是多种疾病。高血压、中年缺乏运动、中年肥胖和吸烟都是阿尔茨海默病的危险因素，但它们也是心血管疾病和中风的危险因素。这些疾病与阿尔茨海默病本身有关联：患有心脏病和脑血管疾病的人患阿尔茨海默病的几率更大，因为心脏病和中风会降低人的身体储备，更容易在退化性疾病的早期阶段出现痴呆。心脏病和中风会加速阿尔茨海默病在大脑中的进程。红肉（指牛、羊、鸡肉等）和低纤维摄入饮食都是结肠癌的危险因素。我认为我提出的这些建议是有用的，大家也应该听取这些建议，因为它们的确对人类健康有益。四个因素至关重要。

1.风险因素和保护因素贯穿人的一生　我与剑桥大学的卡罗尔·布雷恩（Carol Brayne）在一篇题为《儿科医生需要了解阿尔茨海默病的哪些知识？》的论文中探讨了这些问题[118]。

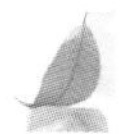

生命早期丰富的认知能力与晚年良好的认知能力相关，这清楚地表明，预防措施应尽早开始[22]。没有安慰剂对照和随机试验来评估生命早期因素的影响，一个主要原因是这样的试验无法进行；临床试验不能用超过40年的时间完成。试验结果表明的三年内无效，并不意味着干预更长的时间也无效。

以下各章所讨论的生活方式因素适用于生命周期的所有阶段，包括幼年时期。蒙特利尔的迈克尔·米尼及其同事进行了一系列令人瞩目的实验，结果表明母爱会改变啮齿类动物海马体中的基因包装[注12]。接受更多母爱的动物海马体神经元上有更多受体，这些受体对记忆和学习很重要[119]。他们发现，接受更多母爱的动物能够更快地解决应激反应，从而提高神经元的存活率和衰老记忆力。母亲与婴儿互动的有益影响是通过对应激反应的影响而产生的。这也可能是母婴接触对婴儿发育中的微生物群产生影响的结果。大量文献表明，母亲和婴儿之间的亲密接触有利于身心发展。

微生物群研究专家杰克·吉尔伯特（Jack Gilbert）和罗布·奈特（Rob Knight）最近出版的一本书中强调了儿童接触微生物的重要性。在他们的著作《脏一点儿更好（Dirt Is Good）：细菌对儿童免疫系统发育的好处》一书中指出，与狗一起长大的儿童比没有狗陪伴的儿童拥有更强大的免疫系统[120]。

[注 12]　这种基因改变机制涉及表观遗传学，即基因表达的可遗传变化，不涉及 DNA 序列的变化。

2.阿尔茨海默病的发展需要几十年的时间，而且基本在生命的晚期才会发生。因此，我们的目标不仅是预防阿尔茨海默病的发生，还要推迟其发病时间　据估计，如果阿尔茨海默病的发病年龄能推迟五年，发病率将减少一半。通过提高与大脑相互作用的身体系统的机能，以及提高大脑本身的机能，我们就有机会改变疾病的进程，从而推迟痴呆症的发病时间[121]。

3.环境因素很重要　欧洲、亚洲和美国的研究表明，阿尔茨海默病的发病率和流行率在过去二十年中下降了约20%（根据老年人增多的事实进行了修正）。一项针对1599名老年人的研究发现，在30年间，大脑中的阿尔茨海默病病理标志物有所减少[122]。这几乎可以肯定地说这是环境因素造成的：更好的教育、医疗、生活条件、营养、对高血压和心脏病的控制以及对吸烟的控制[123]。根据美国人口普查局的数据，1965年，在65岁及以上的人群中，只有5%的人拥有学士及以上学位，而到2018年，这一比例已上升到29%[124]。人们发现阿尔茨海默病的发病风险正在下降，这有力地支持了预防因素非常重要这一观点。

4. 年龄并不会限制我们的选择　在鼓励老年人采取预防措施时，可能会遇到一些特殊的问题，因为许多老年人和家人认为他们没有能力再学习或参加体育活动。普遍的观点是，教育只适用于年轻人。还有许多人认为，如果他们不能跑步，就不能锻炼身体。此外，老年人往往没有年轻人有钱，而且有感官障碍（视觉、听觉和前庭障碍），这阻碍了他们参与活动的机

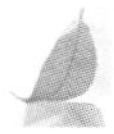

会。他们通常比年轻人更少乘坐交通工具。在计划改变生活方式时，必须考虑到这些因素。即使不能跑步，老年人仍然可以锻炼身体。而对于不能再乘车或开车的人来说，可能需要其他的交通方式。

第13章至第25章充分讨论了那些可改变的生活方式因素，以降低罹患神经退行性疾病的风险，提高身体的复原力，从而在疾病发生时仍能保持机能，并增强认知、身体、心理和社会这四种储备因素的能力。增强这四种储备因素将使您能够更好地享受衰老带来的机遇。

增强这四种储备因素将使您能够更好地享受衰老带来的机遇。

我们在改变生活方式、药物和保健品时应向医生咨询。我没有具体说明运动量、补充剂剂量或膳食量的目标，因为这些数字因人而异，应在咨询医生后再做决定。

（张楚新）

第13章 体育活动

> 我们不会因为变老而不活动了，我们变老是因为我们不活动了。
>
> ——乔治·伯纳德·萧（1856–1950年），爱尔兰剧作家和评论家

在我30岁的时候，我一位72岁的表兄突发心脏病。他体重严重超标，而且不爱运动。康复之后，他开始做出改变，制定了饮食和锻炼计划。我很高兴他对自己的疾病做出了适当的调整，但如果他在40年前就开始注意体重和锻炼，情况会好得多。这让我想到了自己的情况。我和一群来自劳伦斯–伯克利实验室的同事一起打垒球。我们的队伍被称为“重离子队”。对手队的名字是“Nads”，因为如果他们的球迷鼓励他们“加油……”时就会喊出这个词。我觉得加入这个队伍对我的体能有不利影响，因为我是右外野手，而球很少能打到那个方向。此外，每场比赛结束后，我们都会出去喝酒，我的酒量还是比较大的。

在我的表兄心脏病发作后不久，我放弃了垒球，开始打网球。虽然我以前打过网球，但打得很少，只上过七节课。我甚至根本不知道如何发球。我加入了网球俱乐部，买了一个新球

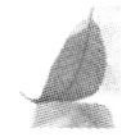

拍，并且发现网球每年的花费可能比一两次滑雪旅行的花费还要少，这还不算滑雪事故造成的膝关节手术费用，这样我的花费就更合理了。此后不久，我的表兄就去世了。在过去的40多年里，我坚持每周打几次网球。虽然在发球和反手击球方面还很吃力，但我真的很喜欢打网球——它对我的身心都有帮助。网球让我处于一种精神高度集中的状态，这对缓解压力和提高集中注意力的能力都非常有用。

我们的基因并不适合久坐不动的生活方式。

我们的基因并不适合久坐不动的生活方式。研究表明，在人类和动物的一生中，较高强度的体育锻炼对预防阿尔茨海默病以及中风、心血管疾病和抑郁症的发病都有好处。令人惊讶的是，体育锻炼能增加大脑中新神经元的生成，从而促进学习。

此外，体育锻炼还能促进大脑和肝脏中生长因子的产生，从而促进神经元之间的交互关系并维持心理功能。这些生长因子能促进新神经元的产生和功能，并有助于提高脑血管的柔韧性。运动还能增强免疫功能，产生更多的保护细胞和抗体，并有助于骨骼、内分泌和心脏的健康。运动能增强心脏、大脑和身体各处血管的功能。体育锻炼还可以减轻抑郁症的影响。

关键是我们要认识到，大多数人都有能力进行某种程度的体育锻炼：不能跑步的人可以步行，不能舒适步行的人可以考虑水疗，他们可以在游泳池中舒适地步行。游泳也是一项非常好的运动。研究表明，从中年到晚年，身体和精神状态不佳的人患阿尔茨海默病的风险比那些活动量保持不变或更多的人要高[17]。

运动对身体的所有器官系统都有好处。

适度或剧烈的运动可以提高思考速度、记忆力和执行力，改善睡眠质量，还可以减少或预防抑郁症。对于老年人、年轻人和痴呆症患者都是如此。梅奥诊所对2000多人进行的一项研究发现，即使在中年进行低强度的体育锻炼也能减少记忆力随着年龄的增长而下降的程度[125]。每周运动超过150分钟的人全因死亡风险比久坐的人低33%。运动对大脑的有益影响在与认知功能密切相关的海马体和前额叶皮层体现得最为明显。较高水平的体育锻炼也与大脑皮层厚度的增加有关。一项对16 000多名欧洲人的研究和一项来自澳大利亚的研究发现，经常锻炼可改善大脑功能，降低痴呆风险[7]。

重要的是，不能根据天气来决定运动与否。很多人在天气好的时候会去散步，但如果下雨或天冷，他们就会待在家里。如果下雨，体育锻炼的需求并不会消失！可以使用家用健身器材、去健身房、去商场或其他地方散步。在家摆着一辆健身自行车，如

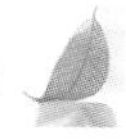

果不用，就不算锻炼。

多样化也是体育锻炼的一个重要目标。有氧运动对心脏、肺部和血液循环都很有用。力量训练可以增加肌肉质量，强化骨骼和关节。拉伸运动也有帮助。所有这些形式的运动都对大脑有益。与运动相关的深呼吸对肺和心脏也有益。

美国卫生与公众服务部的报告称，每天进行30分钟体育锻炼的美国成年人不到5%，只有三分之一的成年人达到了建议的运动水平。建议每周进行3～5次、每次20～60分钟的有氧运动，每周进行2～3次力量训练。

有证据表明，缺乏与大自然的接触是健康状况不佳和抑郁的一个重要原因。

在大自然中锻炼很重要。有证据表明，缺乏与大自然的接触是健康不佳和抑郁的一个重要原因。哈佛大学昆虫学家爱德华·威尔逊（Edward Wilson）在《生物嗜好》（Biophilia，意为“热爱生命”）一书中描述了人类进化史对我们对自然环境需求的影响[126]。在过去10万年人类历史的大部分时间里，我们祖先的生活需要与环境密切接触，观察大自然的能力对他们的生存至关重要。正因为如此，我们的大脑进化出了对自然的欣赏和感知能力，这也是我们人类的基本特征。只是在过去的100年里，许多城市人在生活中与自然的接触非常有限。已有

证据充分表明了与生物互动的重要性[108]。还有报道称，常处于有绿色植物的环境中可以消除空气污染对人体血液循环的不利影响。

终生坚持体育锻炼也是有好处的。可以用爬楼梯代替坐电梯或自动扶梯。购物时，将车停在离商店较远的地方，以增加活动量。在家里看电影时，可以使用弹力带进行拉伸运动，进而增强体质。要知道，这些花在锻炼上的钱是值得的。把钱花在健身房比花在住院病房要好得多。注意不要随意地放弃锻炼："我明天再做"；"我累了"；"我昨天做了"；"太冷了"；"太热了"；"我做不好"；"我不能像以前那样做了"。

很多人因为痛苦而不做运动。不做痛苦的事情当然是明智的。但更好的办法是，找出自己在不痛苦的情况下可以做的事情。15年前，我的左脚踝动过手术，因此当时不能跑步、快走、打网球或在跑步机上跑步。但我可以用健身自行车，这让我可以继续锻炼。

正如我们所讨论的，运动对人生的每个阶段都很重要。儿童需要体育锻炼来促进骨骼、关节和肌肉的生长。想想孩子们在幼年时期养成终生的习惯会有什么好处。很少有人在20岁以后还玩美式橄榄球，篮球基本上也是年轻人的游戏。由于脚踝多次受伤，我不得不在30岁时告别篮球。同样，足球对中年人来说也是一项挑战。因此，在儿童时期让孩子们参加各种各样的运动很重要，包括一些低风险的运动，这样他们就可以在成

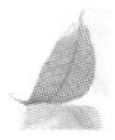

年的时候继续这些运动。网球、高尔夫球、羽毛球、跑步、舞蹈、武术和游泳无疑是孩子们在幼年时期学习的绝佳运动。

为什么不试着做一下运动锻炼试验呢？在一个月内，每天进行剧烈的体育锻炼（锻炼的时间和强度取决于很多因素，当然，您也可以选择咨询医生）。一个月后，看看您的感觉是变好了还是变差了。结果可能会给您带来惊喜！体育锻炼有两条必须遵守的主要规则：（1）开始；（2）坚持。

体育锻炼能增强所有（四个）储备因素。

体育锻炼能增强所有（四个）储备因素。它对大脑、身体各部分、精神状态和社会交往都有好处。

（程向丽）

第14章　全身健康

“全身”一词是指整个身体。多重储备因素理论的一个重要组成部分是身体健康有利于大脑健康。大脑依赖于所有身体部位来维持其功能。由于老年人的储备能力较低，大脑对其他身体机能的依赖就显得尤为突出。研究试验表明，优化血压控制（低于120/80mmHg）比标准血压控制（低于140/90mmHg）更能有效降低认知障碍的风险[61]。当然，“对心脏有好处的也对大脑有好处”，拥有良好的心、肺、肾、肝和内分泌功能也是很有用的。糖尿病会增加阿尔茨海默病以及大大小小的中风风险。糖尿病与饮食、体育锻炼和肥胖有关。高纤维饮食可以改善胰岛素的反应能力，减轻2型糖尿病的严重程度。本书中的许多建议既对全身健康有益，也直接对神经系统有益。“全身”一词的意思是与整个机体有关。

大脑依赖于所有身体部位来维持其功能。

要避免体重过重。肥胖症就是四种储备之间相互作用的一个很好的例子。显而易见，肥胖会影响跑步等体力活动。但肥胖对神经退行性疾病、中风、心脏病和其他疾病的影响的机制则似乎不太清楚。肥胖可能会降低胰岛素的反应能力，引发糖

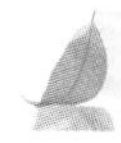

尿病，影响肾脏和心脏功能，降低免疫系统的功能，损害肠道细菌，加速血管疾病，增加结肠癌的风险，导致中风的发生。肥胖与肠道细菌的种群状态也有关，有些细菌能有效地从饮食中“获取”更多营养。高纤维饮食有助于避免肥胖（见第20章）。

要保持良好的体能储备，重要的是要尽力避免在家中和工作场所接触有毒物质（第25章将讨论）。要知道，有毒因素会损害储备能力，但有时并不会让我们表现出明显的症状。也就是说，你的体能可能在没有任何症状或体征的情况下下降了。正如我所表明的，为了能够享受衰老带来的机遇，我们需要拥有尽可能好的储备能力，这样才能更好地应对挑战。

良好的全身健康意味着良好的身体储备。良好的身体储备有助于终生保持大脑功能的健康。

（张楚新）

第 15 章　认知活动

正如前一章所述，20世纪80年代的一系列研究表明，阿尔茨海默病的流行率和发病率与受教育年限之间存在密切关系[127]。研究表明，学历越高的人患病风险越低。

电视与老龄化

美国人喜欢看电视，应该说是太喜欢了。2015年，美国人每天看电视的时间约为3小时，超过了任何国家的人。看电视是一种独特的被动体验。首先节目本身无法参与，而且看电视这件事本身可参与的也很少。虽然在看电视时有可能学习到知识，但教育节目并不是人们经常观看的节目。大多数电视节目并不需要太多的智力活动。想想你在看书时会发生什么：如果你睡着了，书不会翻动。要看一本书，你必须要参与其中。如果对书中的内容有疑问，你可以返回去读前一页。看电视时不可能做到这一点。有证据显示，看电视时由于久坐不动，会增加罹患心脏病、癌症和死亡的风险，而且与时间相关。另一方面，研究报告显示，阅读可以降低晚年认知能力下降的风险，这与学历无关。

韩国一项针对9644人的研究发现，看电视以及缺乏身体活动参与是认知功能障碍的重要危险因素[128]。看电视很可能

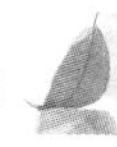

是精神不活跃的标志。长时间看电视也与心血管疾病的风险显著相关[129,130]。久坐的生活方式也与虚弱有关，研究表明，阅读和体育锻炼可以预防轻度认知障碍的老年人发生虚弱的倾向[131]。

学习是大脑的功能

充实的学习生活当然是可取的。涉及一定程度认知复杂性的任务也是可行的，但没有证据表明某些形式的学习比其他形式更好。最重要的是，学习要有连贯性和持久性。工作中认知活动的参与也很重要，但涉及高度压力、被动参与和缺乏复杂性的工作与晚年认知障碍严重程度有关。

人们在各个年龄段都能够学习，保持学习能力可以让大脑终身受益。

我们完全没有理由认为智力活动只局限于生命的早期阶段。人们在各个年龄段都可以学习，保持学习能力可以让大脑终身受益。人们经常问我，哪种形式的智力活动对大脑最有利。虽然目前还没有确切的证据来回答这个问题，但很明显，最好是能涉及学习的活动。

我对增加认知刺激的活动很感兴趣，因此我帮助创建了国际象棋痴呆症基金会，鼓励人们下国际象棋。下棋需要预测未来的局势并分析可能的结果。下棋时还必须与至少一个人进行互动，而且还可以在互联网上玩。也许是因为许多人从未学过如何下棋，国际象棋的普及过程一直很缓慢。我小时候学过下棋，但从未真正理解过国际象棋的策略。我教过我儿子下棋，他还记得我能赢他的日子。那时他大约11岁。但不久之后，他说他不喜欢和我下棋了，因为他很轻松就能赢我了（怎能责怪他呢？）。国际象棋痴呆症基金会创立后，我们鼓励所有年龄段的人要玩一些可以提高认知能力的游戏。

音乐活动也很有用。音乐表演需要许多重要的身体功能参与。听音乐通常会涉及社交互动，并能缓解压力。职业活动也很重要。我们的研究表明，与健康对照组相比，阿尔茨海默病患者从事缺乏脑力刺激的工作的占比更高[132]。从事高水平脑力活动的工作可以预防晚年患痴呆症。当然还有许多其他因素也在发挥作用，只是因为从事缺乏脑力刺激工作的人群中，所有这些危险因素更为普遍：有毒接触、压力、贫困、难以获得医疗保健、教育程度较低以及工伤。

多样性的概念也指学习和精神活动。学习新知识是件好事！在人的一生中，无论是在家里还是在工作中，参与认知活动都有助于增强我们的认知储备能力。此外，认知活动会直接抵抗疾病过程本身。认知活动有助于保护大脑免受自由基和毒素的伤害。认知活动还有助于压力的管理。

选择涉及学习的活动应该是有趣的，因为如果你不喜欢一项活动，你就不愿意去做。不要被手头的任务吓倒。重要的是

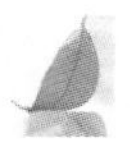

大脑的参与以及对学习过程的享受和欣赏。还要认识到小目标的重要性。例如，如果你决定学习水彩画，就不要想着必须在当地博物馆展出。至少在你积累到更多经验之前不要这样做！

注意力、遗忘和分心

威廉·詹姆斯在他的《心理学原理》（1890年首次出版）一书中写道（重点是我的心理）：

> 数以百万计的外在事物曾出现在我的感官中，但它们从未真正地进入到我的经历中。为什么呢？因为我对它们毫无兴趣。我经历的只是我想关注的东西。只有那些让我注意到的东西才能塑造我的心灵——如果没有兴趣，经历就是一片混乱。有兴趣才会有重点和亮点、有明有暗、背景和前景——总之，才有可理解的视角。兴趣在每种生物身上都各不相同，但如果没有兴趣，每种生物的意识都将是灰色的混沌无序的，这甚至无法想象。

威廉·詹姆斯的话说明了经历（发生在你身上的事）和注意力（你对发生在身上的事做出什么反应）之间的重要区别。

记忆的三个组成部分——编码、存储和检索——都是记住事件的必要条件。如果注意力不能适当地处理，那就是无效记忆。如果记忆没有正确存储，就可能无法回忆。在对记忆进行适当编码和存储后，如果找不到记忆，检索也会失败。老年人经常会在找不到熟记单词时出现检索失败。这种情况通常被称为“舌尖现象”（回忆的内容到了嘴边，只差一点，就是无法忆起），顾名思义，这是检索能力差的表现，但也可能是编码或存储不佳造成的。提高记忆力的一个关键方法是对事件投入更多的注意力，这有助于把事件嵌入你的记忆中。对事件的适当分析会使存储更加牢固。当编码和存储都完成得很好时，检索效果就会更好。

提高记忆力的一个关键方法是对事件投入更多的注意力，这有助于把事件嵌入你的记忆中。

注意力的集中会对记忆力产生深远的影响。老年人同时做两件事的能力会下降。尽管大脑的结构非常复杂，但即使在年轻时，我们也无法同时有效地完成两项认知任务。老年人的听力对环境噪音的干扰更为敏感。建议尽可能寻找舒适安静的环境。许多餐馆和其他社交聚会场所都会播放嘈杂的音乐，而且声学设计很差，老年人很难听到谈话内容，也很难集中注意力，更容易忘记说了什么。因此，有必要避免去这些地方。

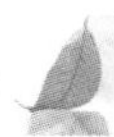

通过讲故事来提高记忆力是一个绝佳方法。

人类进化出了欣赏和分析故事的卓越能力。通过讲故事来提高记忆力是一个绝佳方法。在人类历史的大部分时间里，故事是传递信息的主要方式。直到二十世纪，才有很多人开始识字——在此之前，故事是代代相传的口头记忆。历史的延续意味着人类必须记住故事，才能将其传承下去。我们的大脑就是在这样的环境中进化而来的，在这样的环境中，故事被视为珍宝，对故事的关注往往决定着生死。关注发生在自己身上的事情有助于把发生的事情编成故事，从而增强记忆。

尽管社会和技术发生了巨大变化，但我们仍然拥有与祖先相同的神经记忆能力，仍然对故事有着与生俱来的深刻体会。只要能把记忆编码成故事，我们的记忆力就会增强。学习时，要努力将新知识与上下文结合起来。如果您正在观看有关英国女王玛丽一世（又称血腥玛丽）的视频，您也要花时间阅读有关她和她的父亲亨利八世的故事。如果您喜欢在当地公园散步，请阅读有关公园的历史故事。遇到新朋友时，了解他们（即了解他们的故事）。这既需要关注，也需要理解。

（张　奋）

第16章　心理储备

> 如果你坚信心情不好或担心就会改变过去或未来的事件，那么你一定是居住在另一个拥有不同的现实系统的星球上。
>
> ——威廉·詹姆斯（1842–1910年），美国哲学家和心理学家

管理我们的心理储备因素

有必要保持健康和有效的反应来应对与衰老相关的压力和衰退。一个关键的因素是态度的选择。杯子是半空还是半满？还是我们拿错了杯子？重要的是，人们要看到衰老带来的发展机遇——它们触手可及。

重要的是，人们要看到衰老带来的发展机遇——它们触手可及。

正如我们在第3章中所讨论的，衰老伴随着学习速度、工作记忆和记忆力的下降。几乎每个人都会出现这些变化。我们可以采取许多措施来解决这个问题。第一种方法是认识到这些

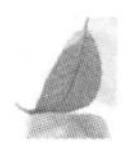

衰退不是由疾病引起的，而是普遍现象。老年人可能需要更长的时间才能理解十九世纪俄国小说中的复杂情节，但阅读这样的作品的时间可长可短，老年人有大量的空闲时间，因此应该鼓励老年人阅读。

在大多数情况下，认知能力的微小变化不会对职业或社会活动产生重大影响。当然，也有一些限制。让80岁的老人从事空中交通管制的工作肯定是不合理的。其中涉及的多任务处理以及即时的生死决策决定了这项工作只适合年轻人。但是，80岁的老人可以学习一门新的语言、开始学钢琴、探索克罗地亚的瀑布（亲自去旅游或通过网络）、研究他们家族的家谱，或从事其他无数有益的事业。

重要的是要认识到，老年人的认知和记忆力已不如年轻人。因此，应该把记忆资源用在重要的事情上，而忽略那些不重要的事情，这是一个很明智的选择。列出清单可以减少对要做的事情的遗忘。

记忆策略也有很大帮助。回家后不乱扔钥匙，而是每次都把钥匙放在同一个地方——这样在需要的时候会更容易想起来钥匙在哪里。如果你晚上想到第二天需要雨伞，可以把雨伞提前放在门上，这样第二天离开时你就会想起它。健忘往往与注意力不集中有关，美国散文家和哲学家拉尔夫·瓦尔多·爱默生曾指出：“我们发现，当我们头脑清楚、彻底清醒时，记忆力最好。”

我推荐安德鲁·E.布德森（Andrew E. Budson）和莫琳·K.奥康纳（Maureen K. O’Connor）就这一主题撰写的《管理记忆

的七个步骤：什么是正常的，什么是异常的，我们如何应对》一书，其中包含了关于如何帮助记忆的宝贵建议[133]。

健康生活的目标是坦然接受生活中的各种事并珍惜每一天。

健康生活的目标是坦然接受生活中的各种事并珍惜每一天。如果日复一日，年复一年都带着愤怒、怨恨、遗憾和失望生活，那么随着年龄的增长，生活质量的负面影响会变得非常大。正如释迦牟尼佛所说：“执怒，就像握了一把要抛向他人的热煤球，被烫伤的人反而是自己。”

要想健康地老去，需要明白有些事情是无法改变的，我们必须学会接受。但这并不意味着必须忘记生活中的压力，如果学会了接受，在回忆起这些事情时，痛苦会逐渐减少。避免因过去的事和经历而产生负面情绪的最好方法就是抓住当下，展望未来。冥想是一种很好的方法，让你学会放下，抓住当下的机遇[134]。

避免因过去的事和经历而产生负面情绪的最好方法就是抓住当下，展望未来。

衰老也是展现自我同情的机会。正如佛教老师谢里·休伯

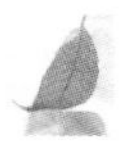

（Cheri Huber）所说："快乐是向内的同情"。人们常常在一生中用爱的奉献和无私的行动来表达对他人的同情，却没有意识到自己也值得被同情。

寻找意义

威廉·詹姆斯推测："人性最深切的需求就是渴望别人的欣赏"[135]。明智的做法是，明白自己为什么而活。精神病学家维克多·弗兰克尔（Viktor Frankl）指出，寻找意义是人类活动的关键因素。他说，"那些知道'为什么'而活的人几乎可以忍受一切。"

明智的做法是，明白自己为什么而活。

随着朋友和家人的离世、自己退休，以及疾病、残疾和贫穷导致的活动障碍，我们往往会觉得失去了活着的意义。我们必须相信自己的独特性，通过工作、爱好、人际关系和活动来寻求生命的意义。寻找意义没有对错之分，每个人都必须为自己寻找活着的意义。阅读维克多·弗兰克尔的《活出生命的意义》一书是一个很好的起点[注13]。

在多年前的一次音乐夏令营中，我认识了一位82岁的老太

[注 13]　《活出生命的意义》于 1979 年被美国国会图书馆列为"美国十大影响力好书之一"。

太，她正在演奏中提琴，这是几百年前流行的乐器，类似于大提琴。这位女士学习中提琴只有短短的几年时间，就已经可以在一个管弦乐队中演奏了。由于我对认知刺激活动很感兴趣，所以我问能否给她拍照。

“当然可以”，她说，“请帮我拍张照片，然后寄给我，我想把它给我的孙子们看。我想让他们看到我在一个真正的交响乐团里演奏。”

排练结束后，她把乐器放进特制的背包里，匆匆赶往下一堂课。在管弦乐队里演奏乐器是她一直以来的梦想，她能够在七八十岁的时候完成这项任务，这让她感到非常自豪。学习乐器不仅是一种认知成就，还增强了她的自信心和自我价值感，让她认识了其他人，并提供了体力锻炼的机会。

明智的做法是，不要等到退休后才决定去哪里寻找意义。在人生的各个阶段，我们都应该探索并追求自己独特的兴趣和能力。由于经济原因或缺乏家庭支持，人们在童年时期没有追随自己的兴趣是很常见的。中老年时期则是重拾兴趣的好机会。我曾接诊过一些由于年龄增长而患病的病人，他们早年弹过钢琴，现在却很少弹了。我在处方笺上给他们写道：“弹钢琴！”

泰戈尔写道：“我睡去，梦见生活就是享乐。我醒来，发现生活就是劳碌。我身体力行后领悟到，原来劳碌中充满着快乐。”这位获得诺贝尔奖的孟加拉诗人的这句话证实了本书提出的观点：找到活着的意义是幸福和满足的关键。

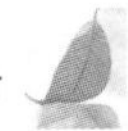

冥想

每天花一些时间静坐和冥想可能会有非常大的价值。

冥想在应对压力、焦虑和抑郁方面具有重要的价值。挪威最近的一项研究表明，正念练习有助于消除对自己的消极看法，增强自我肯定[136]。许多人每天非常忙碌，很少能保持沉静状态。显然，大脑需要时间来适应不断变化的环境并进行自我调节。每天花一些时间静坐和冥想可能会有巨大的价值。冥想并不需要安静，可以在散步、园艺或其他活动中进行。消极想法可能无法消除，但冥想可以帮助人们远离它们。冥想有很多形式，包括来自佛教（正念禅修）、印度教、伊斯兰教、基督教和犹太教传统的冥想。佛教的冥想技巧是安坐于寂静之中，用心观察身体和意识。其任务不是停止思考，而是观察自己的意识。最好找一个舒适的坐姿，减少运动或肌肉的紧张。唯一活动的部分就是呼吸和心跳。当你停下来时，身体的感觉会因为惯性而变得安静。也就是说，当你穿上袜子时，你能感觉到袜子穿在脚上。但是一旦穿上袜子，感觉没有变化了，你就再也感觉不到它们了。当你在冥想中保持静止时，你唯一能注意到的就是在动的东西——你的呼吸和你的心跳。至少，这种练习是“放下”的预习。最好每天进行冥想练习。冥想还能降低血压和

心率，改善应激反应。很多书籍可以帮助人们学习冥想[134]。

很多人认为钓鱼、在树林里散步、观鸟、游泳等活动可以放松身心。我建议你去那些有助于静心的地方。再次引用威廉·詹姆斯的话："大多数人生活在自己潜在可能性里的非常有限的圈子里，他们只利用了他们意识的很小一部分，以及他们灵魂的普通资源。就像一个人在他的整个身体中，养成只使用他的小手指的习惯。"

没有人愿意生病。但否认疾病可能会带来危险。

否认

没有人愿意生病。但否认疾病可能会带来危险。在一次体检中，我问一位患有严重痴呆并伴有定向障碍的老年妇女，现在是哪一年。她回答说："1942年。"

她的成年女儿笑了。她说："她不关注时事"，言下之意是这么大的错误并不重要。认识到我们每个人都有认知偏差非常重要，但这种偏差可能会阻碍我们认识到问题的潜在重要性。也就是说，我们不希望自己生病，因此可能无法识别自己或他人身体生病的证据。这种情况可能会从有问题的病人延伸到家庭和社区。在罗纳德·里根总统的第一个任期内，就发生

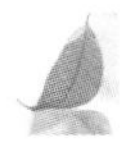

过一个普遍否认的极端例子。总统当时出现了认知障碍，他的问题显而易见，但里根的同事、医生和大众都没有正确认识到他的病情。直到1994年，也就是他卸任整整五年之后，他的阿尔茨海默病诊断结果才公之于众。

患有脑部疾病的人可能意识不到自己的问题，也可能明确否认这些问题的存在。阿尔茨海默病患者可能根本不承认自己有任何记忆问题——这可能是因为他们不记得自己的遗忘，也可能是对缺失的存在失去了洞察力。否认也可能发生在非神经系统疾病中，往往会导致诊断延误和处理不当。

否认可能是明确的，也可能是隐含的。一个人可能会说没有什么问题，并且在面对证据时否认这种可能性（明确否认）。有时，人们可能会意识到自己出现了某些问题，但却不愿意配合来对其进行评估（隐性否认）。这两种形式的否认都会导致对疾病缺乏正确认识，从而延误治疗。

否认认知缺陷是一个特殊的问题，因为人们可能会忘记了自己容易忘事，或者由于认知缺陷导致理解力低下。这种形式的否认通常也能得到家人的认可，家人可能会说："她都82岁了，你还指望什么？"或者"好吧，你可能也没什么好办法"。这两种做法都是不合适的。

无论是否患有痴呆症，任何年龄出现严重的认知障碍都是不正常的。95岁的老人记忆力明显减退，也应该接受医学评估，因为这种情况有可能是可以治疗和逆转的（见第7章）。对这种情况的处理可能会极大改善患者的生活质量（见案例研究9）。很多怀疑患有阿尔茨海默病的人，包括老年人，实际上都有不同的问题，如果医生及时发现，这些是可以解决的。

案例研究 9

一位71岁的老人来到我的办公室，他的妻子说他记忆力减退。核磁共振扫描显示他的脑萎缩程度是正常的。精神状态测试表明，他的记忆力和找词能力保持良好，认知评估测试的成绩也不错。他热衷于打高尔夫球，也知道比赛规则和最近的体育赛事。

他的体重明显超标。他身高167cm，体重97.5kg，身体质量指数（BMI）为34（在美国，BMI指数在20～24为正常，25～29为超重，30或以上为肥胖）。他有中度高血压，不爱运动，饮食中饱和脂肪含量较高。他已经好几年没有看过牙医了，每天晚上喝两瓶啤酒和一杯鸡尾酒。虽然他的记忆力正常，但我还是鼓励他多运动、少喝酒。他并不认为自己有问题，他解释说自己曾经体重有109 kg，每天喝4～6瓶啤酒。他这样总结自己的人生哲学："该老去的时候就让他老去吧"。

我好奇地问他过马路前是否看两边。如果他看了，也许他并不像自己想象的那样准备好老去了。我想让他正视自己的选择。

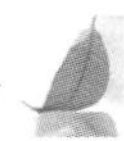

尽管他不情愿，我还是强调了改善饮食和锻炼的重要性。我告诉他，许多71岁的男性活不到80岁，但如果他改变生活方式，他长寿的几率将大大增加。他告诉我他不怕死。我解释说，这种情况比较复杂，因为大多数人无法选择死亡的方式和时间。他可能会中风，然后又瘫又哑地再活20年。

我还建议他要好好地保护牙齿，并告诉他良好的口腔健康对大脑和心脏以及牙齿都有好处。我们讨论了这样一个问题：他的肝脏已经71岁了，以现在的饮酒量，可能已经无法代谢酒精了，这会对他的健康造成严重后果。但如果改变自己的生活方式，到80岁时还能继续打高尔夫的几率会大大提高。我了解到他非常喜欢12岁的孙女。我问他是否想在孙女高中毕业时陪在她身边。他是否希望孙女在高中毕业时因为爷爷不在身边而感到悲伤？我告诉他，由于心脏病和糖尿病，他很可能很快就不能打高尔夫了。

这种对个人责任的否定是一个巨大的问题。如果非要说一个标准的话，它可能是导致死亡的五大原因之一。要认识到我们的所作所为会改变我们的生活，但往往需要付出很大的努力。我希望本书概述的“衰老的机遇”所提供的建议会有所帮助。

当然，还有一种情况是否认危险因素。酗酒者可能不承认自己酗酒。肥胖者可能会否认自己的病情。吸烟、高脂肪饮食、缺乏锻炼和不就医也有类似的问题。否认患病的人可能不服药或不遵从医嘱。

否认还可能包括不愿意或没有能力改变生活方式（否认有能力改变）。“我太老了，不适合运动”就是一个例子，“我已经40年没打过保龄球了”也是老年人常说的话。试着考虑一下运动的风险–收益比。试着每天锻炼至少30分钟，坚持一个月，看看是否有积极效果。尝试做自己力所能及的事，收益肯定大于风险。

（崔晓黎）

第17章　社会因素

从本质上讲，人是一种社会性动物。

——亚里士多德（公元前384年–公元前322年），希腊哲学家

人类有社会属性，与家人、朋友和同事的关系对于人生各个阶段的健康都至关重要。研究表明，社交互动较差的人晚年患痴呆症的风险较高。在人生的各个阶段，人们都希望与他人建立健康的关系。在晚年保持积极的社交生活方式可以增强认知储备，提高认知功能[25]。社交互动中的身体因素也很有价值。人际关系可以影响早年和晚年大脑的结构和功能[127]。与他人交往可以增强社会储备，并改善认知、身体和心理储备。

与他人交往可以增强社会储备，并改善认知、身体和心理储备。

社会接触与认知能力衰退之间关系的研究表明，痴呆症在中年至老年时期社会参与度低的人群中更为常见。社会参与度的下降可能是认知能力的逐渐丧失造成的。毋庸置疑，拥有较

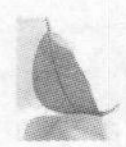

多的社会交往可以减少与年龄相关的疾病对人们的伤害。

社会交往对人类来说一直都很重要。即使在21世纪，我们也需要与他人保持密切联系。我们需要关爱他人，也需要被关爱。身体接触，比如拥抱，对我们的感觉状态以及内分泌系统、应激反应和血压都有好处。有长期社会交往的人患痴呆症的风险较低。社会交往会增加身体活动，从而改善应激反应和心脏健康状况。我可能突然想在某一天锻炼身体，但又觉得太累了，最后就待在家里。如果这时我接到朋友的电话，约我去打网球，我很可能会去，因为我喜欢打网球，而且如果我不去，我的朋友有可能打不了网球。因此，社会因素会促进我的体育锻炼。

在人的一生中，建立支持性的、持久的社交网络至关重要。即使老了，也有必要寻找与他人联系的机会（如阿曼达·巴鲁什（Amanda Barusch）的《晚年爱情故事》中所述）[137]。由于家人和朋友的去世、感官和身体功能下降以及贫穷等原因，随着年龄增大而失去社会交往是全世界老年人都面临的一个巨大问题。

宠物可以帮助各年龄段的人扩大社会交往。养狗与降低血压、改善血脂状况和提高应激反应有关。对1950年至2019年的研究进行系统回顾显示，养狗可使死亡率降低25%（与不养狗相比），死于心脏病的人减少了30%。养狗还与更好的身体和认知功能有关，因为主人常常需要遛遛他们的金毛寻回犬和高贵的法国斗牛犬。我发现，住在我家附近的人不会停下来打招

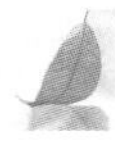

呼，而狗是陌生人之间开始说话的绝佳媒介。

我的一位姨妈在80岁时独自去英国旅行。在伦敦，她住在一家有早餐的旅馆，有一天她下楼吃早饭，她坐在花园边一张可爱的餐桌旁。房主过来问她是否介意让某位先生与她同桌，因为那天已经客满，没有空位了。姨妈说她很乐意，并惊讶地发现这位男士就住在她位于曼哈顿的公寓楼里。他们在电梯里见过十多年了，但是从来没说过话。现在他们在伦敦的宾馆里同桌吃饭，他们发现彼此有很多共同点，于是就成了朋友。十多年来，这位男士每个月都会带我姨妈出去吃一顿晚饭。在旅行中，你经常会以非常神奇和神秘的方式与他人相遇。

通过社区组织、社会团体、宗教活动和旅行，可以加强老年人的社会交往。多去参加能帮助你找到意义的活动也会帮助你建立社会联系。

（程向丽）

第 18 章　应对压力

从人类进化的角度来看，记住发生在我们身上的重大事情非常重要。如果在一万年前，我们的祖先到河边取水，看到一只美丽的鸟，她可能会记得，也可能不会记得。但是，如果她被鳄鱼袭击并侥幸逃脱，她肯定会记得这件事。这样的事件具有一定的记忆价值。也就是说，记住这件事可能会在某一天救她一命（记忆可能会告诫她不要去曾被袭击的地方，并需要仔细观察鳄鱼踪迹）。此外，她很可能会把这个故事讲给其他人听。记住这件事至关重要。与对小鸟的记忆不同，记住这件事在进化上是对她有利的。

在应对压力的过程中，内分泌和大脑系统会产生不同寻常的神经化学反应，从而增强记忆的显著性（影响）。创伤后应激障碍（PTSD）的顽固性不仅是心理因素造成的，也是神经化学因素和进化因素造成的。对于经历过生活压力事件的人来说，认识到这些记忆的影响并不完全是心理作用是非常有帮助的。这段记忆在大脑中以一种弹性的方式创建和保存了一种深度开发的神经通路。关键不是“克服它”，而是“学会与它共存”。

压力对大脑和身体有很多影响。显然，通过体育锻炼、高质量睡眠和健康饮食来增强身体储备，可以提高应对压力的能

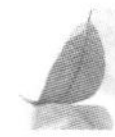

力。压力的体验不仅涉及大脑，还涉及身体的心血管系统和其他部分。

由于人们对压力的反应各不相同（对一个人来说是压力，对另一个人来说可能就是快乐），因此很难测量压力。在应激反应中，有一些神经和内分泌系统的途径可以提高人在应激情况下的行动力。肾上腺激素（称为糖皮质激素，如皮质醇）会影响心脏和大脑。这些反应在压力情况下是可调节的，但在正常的日常情况下不会。大量研究表明，这其中的一个关键因素是应激反应的恢复速度。动物和人类研究表明，接受母爱较多的婴儿在以后的生活中会有更好的应激反应，随着年龄的增长，神经元的存活率也会提高。这些影响可能与应激反应适应性的变化以及与母亲不同微生物群的接触有关。压力可能是某些人喜欢的复杂认知任务，而对于其他人来说，同样的任务所带来的压力可能是令人难以接受的。如果一项活动的压力过大，以至于无法参与，那么它一定是对健康无益的。

研究表明，与压力相关的病史会增加罹患血管性认知障碍或阿尔茨海默病的风险，包括创伤后应激障碍、急性应激反应和适应障碍。最近对多项研究的分析表明，创伤后应激障碍对人类健康的威胁尤为严重，可能会让老年人因各种原因患痴呆症的风险增加一倍[138]。遭受生活压力事件的人可能会在老年时出现行为和功能问题，这是因为此时大脑对压力的适应能力降低了。最好的办法是，在年富力强的时候增强自己面对压力的适应性，这样在老年时才能更好地应对压力。

研究表明，与压力相关的病史会增加罹患血管性认知障碍或阿尔茨海默病的风险。

有几种策略可以帮助应对压力：充足的睡眠、冥想、健康饮食、认知和体育锻炼、社会交往、心理咨询和心理治疗，以及避免毒素（酒精、吸烟）和使用多种药物（不正确使用药物）。重要的是要明白，压力往往不是问题所在，问题在于我们对压力的反应。

（张　奋）

第 19 章　睡眠

睡眠对于记忆的建立和维持非常重要。睡眠是大脑管理的主动过程，可以让身体得到休息，并恢复和维持体内平衡。良好的睡眠对于生命和健康是必需的，对清醒时记忆的编码和存储也至关重要。睡眠不足会影响认知功能的各个方面，特别是注意力和记忆力，并与抑郁和免疫功能受损有关。睡眠时间的长短（数量）并不是唯一重要的因素，睡眠质量也至关重要。相关动物研究表明，睡眠不足会损害肠道细菌并产生危险的自由基，即氧化应激反应。

认知储备与睡眠密切相关。很多人将睡觉当成一种流程，或者认为充足的睡眠是一种奢侈，而不是必需品。但最近的研究表明，在睡眠期间大脑神经元会回放或重播白天经历的事或所见的事物，从而增强记忆的形成。

随着年龄的增长，睡眠问题往往变得日益突出，并可能影响生活质量。

睡眠障碍见于多种神经退行性疾病，是阿尔茨海默病最早出现的症状之一，包括总睡眠时间、慢波睡眠时间和快速动眼（REM）睡眠时间减少。这种情况令人担忧并具有潜在的危险性，因为睡眠障碍会加速大脑中阿尔茨海默病的进程，并增加患阿尔茨海默病、痴呆和中风的风险[139]。研究还表明，睡眠不足会增加人类和啮齿动物中与阿尔茨海默病相关的蛋白质。

患有帕金森病或路易体病的人在睡眠期间可能会出现过度运动，甚至是剧烈运动，这被称为快速动眼睡眠障碍，甚至可能在这些异常运动或认知症状出现之前就已经出现了。这种睡眠问题通常可以通过药物得到很好的控制。

最近，人们发现睡眠会影响大脑中与阿尔茨海默病相关的神经元蛋白的清除。在睡眠期间，沿着血管分布的神经通路会积极地清除大脑中潜在的有毒物质。该通路在睡眠期间特别活跃。睡眠不足的许多短期和长期影响可能与大脑中有毒分子的清除减少有关。研究表明，较短的午睡时间（10～20分钟）可降低老年人5年内认知能力下降的风险。

改善睡眠质量有很多方法：

- 每晚在同一时间入睡。
- 床和卧室只能用来睡眠和情事，不要进行其他活动，例如看电视、发微信、看头条新闻或支付账单。
- 睡觉时请勿打开手机或将手机放在床边，将手机放在另一个房间并关闭铃声。
- 睡前看新闻可能会导致焦虑和睡眠质量不佳。您不太可能在新闻中看到诸如“今晚我们非常高兴地报道：巴基斯坦和印度已决定停止敌对行动并开放边境”之类的报道。这确实是令人振奋的！但不幸的是，您更有可能在新闻中听到有关灾难或谋杀的新闻，这可能会有意或无意地扰乱您的睡眠。

- 下午4点后不要喝含咖啡因的饮料。
- 根据一些研究，睡前服用褪黑激素可能帮助入睡，也可能增强记忆力（它也是一种抗氧化剂）。
- 如果您有夜间尿频的问题，睡前少喝水。
- 保持卧室相对凉爽，房间尽可能昏暗安静。
- 如果您20分钟内没有入睡，可以到另一个房间坐一会儿。尽量不要将睡不着的焦虑与床联系起来。
- 如果您在睡眠期间出现呼吸暂停或打鼾，请向医生寻求睡眠检查（多导睡眠图监测）。
- 如果您的睡眠因焦虑和抑郁而受到影响，应寻求心理咨询师、精神科医生、心理学家的帮助，可以考虑服用抗抑郁药物。
- 如果您的年龄超过65岁，请不要使用抗组胺药来治疗失眠（包括泰诺PM和第23章中列出的其他药物）。
- 如果您经常白天瞌睡，晚上失眠，应限制或停止白天小睡时间。
- 不要强迫自己睡觉，因为睡眠无法通过命令实现。睡觉是一个自发的自然过程。
- 睡前3小时内不要进行体育锻炼。
- 如果您晚上10点睡觉，但在凌晨1点或2点醒来之后无法再入睡，请考虑将睡眠时间推迟到晚上11点或凌晨。

- 当您入睡后，大脑中产生的有害分子会通过血管途径被清除。选择非仰卧的睡觉姿势，可使此清除过程更有效，因此可以选择换个姿势睡觉。

（范　敏）

第20章 饮 食

> 万事有度，过犹不及。
>
> ——奥斯卡·王尔德（1854–1900年），爱尔兰剧作家

饮食概述和进化因素对饮食的影响

我们的饮食选择会从两个方面影响我们的健康和体能。首先，饮食对大脑和其他身体部位有直接影响——例如，饱和脂肪含量高的饮食会加速血管退化，导致冠心病和中风的风险升高。其次，饮食选择会影响肠道微生物种群的性质。而且这两种机制经常同时起作用。高盐饮食会加重高血压，并影响肠道微生物群的性质，增加炎症——这两个过程会增加心脏病和中风的风险。

归根结底，饮食选择决定了我们体内微生物群可以获得哪些食物，从而影响微生物群的存在种类。微生物群的性质对我们的健康和体质都有着深远的影响。饮食选择通过直接影响我们的器官系统来左右我们的健康状况。

我们祖先的饮食习惯与今天的饮食习惯截然不同。对世界各地狩猎群体的研究表明，他们的饮食中饱和脂肪含量较少，与现代人的饮食相比，他们的饮食更加多样化，纤维含量更

高。我们保持健康的基因是在过去的进化过程中被选择出来的，因为这些基因可以适应祖先们食用的这些早期饮食。我们的基因并不是根据现在的饮食模式发展而来的。

例如，牛肉的脂肪含量是我们祖先吃的鹿肉的5倍多。美国人食用的牛肉几乎全部来自谷物饲料喂养的工厂化养殖牛，其中有害的饱和脂肪酸含量较高。与草饲牛相比，谷物饲料喂养的牛肉中有益的ω-3脂肪酸和单不饱和脂肪酸含量较少。

我们吃的海鲜也比祖先少。据估计，在我们祖先的早期饮食中，高达50%的能量消耗来自海鲜，这为他们提供了ω-3脂肪酸，尤其是二十二碳六烯酸。这种分子是脑膜的重要组成部分，很可能有助于免疫系统和神经系统的进化。与鸡肉、鱼肉或豆类等植物蛋白来源相比，红肉中含有更多的饱和脂肪。红肉还含有更多的致癌物质和烹饪过程中产生的氧化剂。英国一项对超过45万成年人的研究表明，食用红肉与冠状动脉疾病、肺炎和糖尿病的风险增加有关[140]。吃红肉和加工肉会增加结直肠癌、心脏病和糖尿病的风险（请尽量少吃汉堡）。

由于季节、天气的影响以及动物和人类的迁徙，我们的祖先的饮食是多种多样的。在发明腌制和熏制之前，人类保存食物的手段也很有限。如今，许多人一年四季的早餐、午餐和晚餐都吃类似的东西。这在过去是不可能的。多样性的健康食物对“优质”微生物群的多样性至关重要，而“优质”微生物群对健康和体能也非常有用：这就是你的身体储备因素。

多样性

多样性的概念是本章讨论的重点。维持健康需要多样化的微生物群落。如果我们体内的细菌种群太单一，肠道细菌就会失衡，从而导致疾病或功能障碍（消化系统紊乱，如腹胀、便秘、胃痉挛等）。为了让复杂的细菌群落更加平衡，我们需要多样化的饮食，以满足多种不同细菌的营养需求。

维持健康需要多样化的微生物群落。

纤维

纤维是复杂碳水化合物的一种成分，它不能被人体消化，但可以在肠道中被细菌代谢，从而产生对人体健康非常重要的分子，有助于预防疾病。高纤维食物包括所有的谷物、水果、蔬菜、糙米和豆类，但肉中不含纤维。豆类富含蛋白质、纤维、矿物质、维生素和抗氧化剂。谷物中含有维生素、矿物质和其他有益的化合物。

为了维持肠道中微生物群的多样性，应多吃一些富含纤维的食物。一杯煮熟的芸豆含有约10克纤维，这已经是一个相当大的量了。四季豆、鹰嘴豆和扁豆等豆类也很不错，因为它们脂肪含量低，营养价值高，它们富含蛋白质、纤维、B族维生素和矿物质。豆类能降低胆固醇和血压，有助于控制体重，还能帮助人们降低糖尿病风险。

吃精粉面包对我们是没什么益处的。精粉面包的纤维和蛋白质含量只有全麦面包的二分之一。对45项研究的分析发现，食用全谷物可降低患心脏病和中风以及死亡的风险[141]。

目前建议人们每天摄入35克纤维。然而，研究人员对现今狩猎者群体的饮食进行了研究，发现他们的纤维摄入量远高于建议摄入量，这表明我们的目标或许应该更高。有一种观点认为，我们的祖先在过去10万年的大部分时间里都是狩猎者，我们的基因就是在那个时期被选择出来的。这表明，我们的遗传基因最适合高纤维饮食。纤维可以增加有效抗炎的调节性免疫细胞的产生[142]。纤维还有助于保持肠道屏障的牢固性，抵御细菌入侵，改善新陈代谢[143,144]。一项针对21个国家超过133 700人的研究发现，摄入大量高度加工（精制）的谷物者比摄入未精制（全谷物）谷物者患心脏病和死亡的风险要高[145]。精制谷物经过碾磨，成分不完整且缺少植物的重要部分，例如麸皮和胚芽，它们的维生素和矿物质含量也低于全谷物。精制谷物包括白面粉、白米、玉米糁和精粉面包。研究表明，全谷物摄入量越高，患心血管疾病和死亡的风险就越低。

如果你担心患上乳糜泻（又称麸质敏感性肠病），在改变饮食之前应向医生咨询，否则可能给我们的身体带来不利的影响。在无麸质饮食中用来替代麸质的食物并不一定健康；许多食物热量高、营养少。此外，拒绝摄入所有碳水化合物也不是最优选择；有些碳水化合物是好的，有些则不宜摄入。高纤

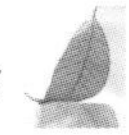

维、全谷物碳水化合物确实非常好。血糖生成指数（用于衡量特定食物增加血糖水平的数值）并不是衡量食物质量的唯一标准，还要考虑纤维、矿物质、抗氧化剂和植物中的其他分子。要吃水果而不是只喝果汁，因为果汁中的纤维较少，而且可能含有过多的糖分。尽量不要食用加工食品。

优质纤维来源包括：水果、坚果、豆类、蔬菜、糙米、未提炼的全谷物、全麦面包和种子。

动物食品与植物食品

饮食选择的变化可以用晚餐吃牛排配土豆和青豆的例子来说明。人们可能会觉得这是一顿非常健康的晚餐，因为其中有青豆。然而，盘子里有两种素食总比只有一种要好。如果把牛排换成高纤维的素食就更好了。牛排占据了过多的餐盘空间，而这些空间本可以用来盛放健康的食品。牛排对肠道内的细菌没有什么用（牛排没有任何纤维），而且牛排的饱和脂肪含量很高。

豆腐（大豆凝乳）是蛋白质和多元不饱和脂肪的良好来源，而且不含胆固醇。豆腐含有人体必需的氨基酸、钙、矿物质、大豆异黄酮和其他成分，能降低心脏病风险，减少血管炎症。杏仁、核桃、山核桃、松子、榛子和花生是蛋白质的最优来源。坚果和豆类还含有维生素、纤维和矿物质。此外，以上这些饮食都有助于降低患癌风险。总之，要多吃植物性、低饱和脂肪食物，少吃肉类。

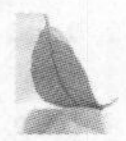

总之，要多吃植物性、低饱和脂肪食物，少吃肉类。

一项针对123 330名女性的研究表明，植物蛋白摄入量越高，心血管疾病和中风的死亡风险越低[146]。全植物食品比精制或加工食品更好。以植物为主的饮食可以降低其他慢性疾病的风险。我还需再强调的是：吃高糖高盐的加工食品不是一个好的选择。这种饮食会对肠道细菌产生不利影响，导致肥胖、心脏病和糖尿病。

多项科学研究表明，富含绿叶蔬菜、浆果、坚果、全谷物和鱼类的健康饮食可以降低患痴呆症的风险。这是一个好消息，而且它们几乎没有不良影响。好的饮食建议还包括：不吃肉制三明治而选择吃沙拉；不吃糖蜜饼干而选择吃坚果麦片混合物；晚餐不吃猪肉培根和精粉面包，而选择吃三文鱼。

少吃肉的另一个原因是：动物研究表明，食用鸭肝（鹅肝酱）可能会传播由一种称为淀粉样蛋白的异常蛋白质结构引起的全身性疾病。众所周知，食用感染牛海绵状脑病（疯牛病）的牛肉会导致无法治疗的快速进展性痴呆症，称为克雅氏病（见第7章）。

地中海饮食

有大量证据表明，地中海饮食对人体健康大有裨益。地中

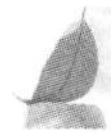

海饮食的特点是多吃水果、蔬菜、单不饱和脂肪、鱼肉、全谷物、豆类和坚果。此外，地中海饮食中的肉类、乳制品、饱和脂肪、精制谷物和酒精含量都很低。我以往阅读的文献表明，这种饮食可能对阿尔茨海默病和帕金森病的发病都有保护作用。

此外，地中海饮食中代谢物三甲胺（TMA）的前体较少，从而降低了血液中三甲胺氧化物（TMAO）的水平，而三甲胺氧化物会增加血管损伤。您可能还记得本书前面的介绍（第9章），TMA在肝脏中被氧化成TMAO。这两种物质都是有害的，具有潜在的破坏性。这些分子会加速心脑血管受损，导致心脏病发作，还可能导致中风和阿尔茨海默病。

绿色的地中海饮食可能比食用大量红肉和加工肉类的饮食更好[147]。研究表明，患痴呆症的人多半有食用较多的如香肠、腌肉和肉酱等加工肉类，以及土豆等淀粉类食物，饼干、蛋糕等零食，及大量饮酒[148]的饮食习惯。坚持地中海饮食越久的研究参与者，患认知障碍的风险越低。多吃鱼类、蔬菜和橄榄油似乎有保护作用。据报道，食用鱼类可降低与载脂蛋白E（APOE）基因有关的阿尔茨海默病风险。

鱼肉

鱼肉比牛肉或猪肉更受欢迎。优质的鱼肉含有ω-3多不饱和脂肪酸（PUFA），对健康和记忆力有益。ω-3多不饱和脂肪酸具有抗炎作用，可帮助缓解抑郁。鱼类中的不饱和脂肪对人体有益，而且鱼类饱和脂肪含量低、蛋白质含量高，它们还是维生素和矿物质的优质来源。

哪种鱼最好呢？三文鱼、鲱鱼、湖鳟鱼和淡水白鱼富含ω-3 PUFA。鲶鱼和虾的PUFA含量较低。聪明的读者可能已经猜到我接下来要说什么：尽量少吃油炸的、裹面包屑的、富含脂肪的炸鱼和薯条，尽管它们美味可口。尽量少吃并不意味着只在周五吃，而是尽量长期都不要食用。

由于存在汞中毒的风险，你最好不要吃一些特别大的鱼，这些鱼包括剑鱼、鲨鱼、鲭鱼。这些鱼不能经常食用。另外，养殖鱼可能比野生鱼含有更多的杀虫剂。

糖

通过可乐集团、糖果制造商花费数十亿美元进行营销，以及我们的母亲和祖母通过烤饼干和水果馅饼来表达对我们的爱，我们已经对糖上瘾了。然而，请听我一劝，要限制食入糖的量。

全世界的糖耗量都在增长，糖尿病和肥胖症的发病率大幅飙升。过量摄入糖分会导致糖尿病，这也是认知功能下降的一个危险因素。

过量摄入糖分会导致糖尿病，这也是认知功能下降的一个危险因素。

一些营养专家认为，糖可能是当今时代的烟草。历史学教

授尤瓦尔·哈拉里（Yuval Harari）认为，糖现在比火药更危险，因为它能“杀死”更多的人，可乐公司构成的威胁远比基地组织更致命[149]。因为糖尿病和肥胖会缩短寿命并导致死亡。其实就这么简单。

过量摄入糖分的负面影响包括：

- 炎症反应和自由基的产生；
- 肥胖；
- 糖尿病（胰岛素反应能力受损）；
- 肾脏和心脏病；
- 痛风；
- 非酒精性脂肪肝；
- 龋齿；
- 骨骼健康状况下降；
- 肠瘘（肠道血液屏障完整性较差）。

事实证明，饮用含糖苏打水会对流向肾脏的血液有影响，是心血管疾病和肥胖症的风险因素。一项针对超过十万名女性的研究发现，每天饮用一种或多种含糖饮料会使患心血管疾病的几率增加 42%[150]。另一项对马来西亚1209名老年人的研究发现，从各种来源摄入的糖与认知障碍有关[151]。还有更多证据表明，每天喝苏打水的人患心血管疾病的几率比很少或从不喝含糖饮料的人高出23%[152]。此外，饮用苏打水会限制骨骼生长所需矿物质的吸收。

以下是美国心脏协会建议的每日糖摄入量：女性每天6茶匙，男性每天9茶匙。美国人的糖摄入平均水平远远超过了建议量，他们每天要摄入和饮用的糖量超过20茶匙。

你可能会想："如果我改喝健怡可乐或健怡百事可乐（只含人工甜味剂）呢？"我想我不会这么做。因为我们还应避免摄入人工甜味剂，它们会影响肠道中的细菌群，从而可能改变血液中的胰岛素水平，影响其对血糖水平的控制。人工甜味剂可能会改变宿主的微生物群，从而增加患糖尿病和体重增加的风险。人工甜味剂还与心脏病风险增高有关。

电视转播的体育赛事经常出现佳得乐等运动饮料的广告，这并非偶然。运动饮料的供货商希望让大众熟知他们的产品是健康的。其实不然。运动饮料可能含有过量的糖分。这些饮料提供的电解质不是大多数运动员所需要的，我们最好从食物中获取电解质。许多运动饮料还含有人工甜味剂、色素和香精。即使这其中许多不必要的添加剂被美国食品和药品管理局指定为"GRAS"，即"公认安全"，但并不意味着它们实际上就是安全的。需要注意的是，"GRAS"这个名称并不等于"ADTBS"，即"实际证明是安全的"。这些添加剂中有些很可能会致癌或有其他危害。对待化学品的最佳的办法是：化学品不是人；在被证明有罪之前，不要假定它们无罪。

进化让我们对甜食情有独钟，因为糖可以快速提供能量。在合理的范围内摄入甜食是没有问题的。想一下为什么吃东西和喝饮料会令人快乐。我曾问过很多人这个问题，最常见的回

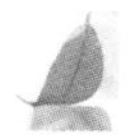

答是食物或饮料的口感是最重要的，好吃的东西让人快乐（如美酒、香辣马萨拉鸡）。这种观点是有问题的，它没有考虑到神经系统的功能。决定吃喝体验最重要的因素不是所摄入的物质，而是与之相关的“消费”环境。也就是说，如果我吃一块比利时巧克力，我会觉得它很好吃。如果我已经吃了十块，第十一块可能会让我感到恶心。

多年前，我夏天在沙漠峡谷徒步旅行时迷路了。我带的水很快就喝完了，又花了五个小时才找到走出峡谷的路。如你所料，当看到泉水时，我迫不及待地喝了起来。水的味道棒极了。如果当时让我选择1976年的罗纳河谷葡萄酒还是水时，我会毫不犹豫地选择水。饮水的体验是由我的需求决定的，而不仅仅是由饮用的物质决定的。

我之所以强调这一点，是因为我们可以让饮食体验的这些特点为我们所用。如果希望减少热量摄入，不吃早餐或午餐可能会改善下一餐的进食体验。如果你逐渐减少糖的摄入量，你的感官能力就会发生变化，对水果甜味的感知就会增强。早上不要在麦片里放糖，可以考虑放一些葡萄干，它有天然的甜味和抗氧化剂，还有纤维！

零食

只吃健康的食物是不够的：关键是要吃多种多样的健康食物。吃零食时，最好选择高纤维零食，如葡萄干、无花果干、枣或杏干。最好不要吃加工食品，因为加工食品通常是高盐高糖的。此外，还应注意食用添加剂，如人造色素、人造甜味剂、防腐剂和人造香料。其中有几种化学物质已被证明会致癌。

只吃健康的食物是不够的：关键是要吃多种多样的健康食物。

抗氧化剂

自由基是不稳定的原子，它们在人体内四处游荡，造成损害。抗氧化剂可以对抗自由基，它们在消除自由基方面表现出色，因此有人将抗氧化剂称为“自由基清除剂”。

您可以通过吃浆果、李子、鳄梨、橙子、葡萄、樱桃、羽衣甘蓝、菠菜和其他绿叶蔬菜来补充天然抗氧化剂。吃这些食物还能减少体内的炎症反应[153]。

抗氧化剂还能为我们带来其他的好处。水果中抗氧化剂的含量与水果的颜色有关；水果的颜色通常是由类黄酮决定的，类黄酮可帮助植物抵御阳光的氧化损伤并吸引授粉的昆虫（如草莓或树莓的红色）。它们不会让你受到新陈代谢造成的氧化损伤。微生物群有助于吸收食物中的类黄酮。水果和蔬菜中的类黄酮还具有抗淀粉样蛋白以及抗炎的特性[154]。据报道，摄入类黄酮可预防阿尔茨海默病的发生。生姜、辣椒和姜黄等香料也具有抗炎特性。饱和脂肪酸具有促炎作用，而ω-3 PUFAs可降低炎症指标。吃水果和蔬菜可以抑制炎症。水果还含有大量的纤维和维生素C。

天然食品

购物时，要小心食品上的“天然”标签。美国食品和药品管理局（US Food and Drug Administration）并不限制在食品营销中使用“天然”一词。天然产品并不一定安全。眼镜蛇毒液完全是天然的，但并不安全——你不会把它放进咖啡里。健康食品店出售的许多东西既是天然的，也是有潜在危险的。有必要向你的医生咨询你服用的所有药，包括天然产品和保健品。椰子油就是一种可能对人体有害的天然产品，它含有大量饱和脂肪，并且已被证明会增加低密度脂蛋白胆固醇（“坏”胆固醇），并增加心血管风险。没有充足证据表明椰子油有助于预防阿尔茨海默病、痴呆症或其他疾病[155]。美国心脏协会建议不要食用椰子油。

“凡事适可而止”？

我经常听到人们说“凡事适可而止”。这句话可能有潜在危害性，尤其是在患者否认的情况下。例如，吸烟、铅中毒或汞暴露都没有安全标准，都是累积性的，会导致脑损伤和死亡。

定义“适度”一词很重要。你可以把“适度”定义为每周吃一次油腻的食物。或者你也可以把“适度”定义为一个月吃一次油腻的食物。比方说， 此类食物可以是熏牛肉三明治，热量超过1000卡路里，含有21克饱和脂肪和3克钠。但如果你有肥胖症、胆固醇过高、有心脏早搏家族史，就根本不应该吃熏牛肉三明治。

对于没有疾病困扰的人来说，请记住，放纵自己会给自己带来麻烦。

维生素和矿物质

维生素对大脑和神经系统的功能至关重要。获取维生素最好的来源是食物。

让我们从B族维生素开始说起。硫胺素（B_1）是一种必需的B族维生素，对大脑非常重要。只有酗酒、吸收不良或营养严重缺乏的人才会缺乏它。全谷物、鱼类、扁豆、青豆、酸奶中富含维生素B_1，它可以增强免疫力、促进骨骼健康并降低心脏病风险。

吡哆醇（维生素B_6）和叶酸（维生素B_9）对维护大脑功能同样重要。鱼类、家禽、肉类、坚果、豆类、马铃薯和全谷物中富含维生素B_6。叶酸存在于动物产品、深色叶菜、全麦谷物和强化谷物中。

膳食中维生素A、维生素K、镁、锌和铜的摄入量与心脏病风险降低有关。维生素A存在于橙色和黄色水果、胡萝卜、深绿色蔬菜和鸡蛋中。维生素K存在于绿叶蔬菜、油麦菜、菠菜、贝类、种子和坚果中。锌存在于牡蛎、蟹、龙虾、家禽、豆类和坚果中。维生素K_2存在于发酵食品和鸡肉中。

维生素B_{12}对中枢和外周神经系统非常重要。它对神经组织的正常功能至关重要，人体无法合成B_{12}，而且相对较难吸收，因为它需要胃分泌的一种分子才能被吸收。许多人缺乏维生素B_{12}是因为胃肠道出现了问题，而他们自己却没有意识到。

素食者可能缺乏维生素B_{12}，而动物肝脏、肉类、牛奶、家禽、鱼类和蛋类中都含有维生素B_{12}。虽然维生素B_{12}存在于多种维生素补充剂中，但对于维生素吸收困难的人来说，其剂量往往是不够的。最近发现，高水平的膳食维生素B_{12}与乳腺癌和肺癌有关。最好测量血液中的维生素B_{12}含量，以确定是否需要补充。

血液中的维生素B_{12}、B_6和叶酸水平与血液中一种叫做同型半胱氨酸的正常氨基酸有关[156]。一些研究表明，维生素B_{12}水平低与阿尔茨海默病有关。高水平的同型半胱氨酸与心脏病、氧化应激、中风和阿尔茨海默病有关。幸运的是，同型半胱氨酸的水平可以通过膳食补充维生素B_{12}、B_6和叶酸来降低。目前有尚不充足的证据表明，通过补充维生素来降低同型半胱氨酸可以降低老年认知障碍的风险。建议每个人都要监测维生素D、B_6、B_{12}和同型半胱氨酸水平。

一项初步研究发现，患有ALS的小鼠动物模型和人类都缺乏维生素B_3[157]。这种维生素还可能抑制阿尔茨海默病小鼠动物模型的认知障碍和神经退化[158]。维生素B_3存在于家禽、鸡蛋、乳制品、蛋类、鱼类、坚果、种子、豆类、鳄梨和全谷物中。

维生素D对免疫系统、钙吸收和骨密度非常重要。研究表明，北美超过70%的人缺乏维生素D。由于维生素D对骨骼健康和免疫系统的重要性，每个人都应该清楚自己的血清维生素D水平。正如第5章所述，免疫系统与衰老过程中的脑部疾病以及心脏病和中风有很大关系。镁有助于维生素D的吸收。维生素D是在晒太阳时体内合成的，但也可从鱼油、动物肝脏、牛肉、蛋黄和蘑菇中获得。

维生素E具有强大的抗自由基能力[159]，糙米、坚果、种子、植物油、绿叶蔬菜和强化谷物中富含维生素E。最近有报道称，摄入维生素E和C可预防帕金森病。

对于大多数人来说，没有证据表明复合维生素可以改善健康[160]。事实上，使用复合维生素的人往往是饮食健康的人。其实复合维生素更适合饮食不足、酗酒或营养吸收不良的人。维生素补充剂应用不当可能对人体有害——据报道，β-胡萝卜素补充剂会增加吸烟者患肺癌的风险。维生素E和抗氧化剂补充过量可能会增加罹患某些癌症的风险。不过，从食物中摄入这些营养素是有好处的。

矿物质对新陈代谢以及骨骼、心脏、肌肉和大脑的健康非常重要。矿物质包括钙、磷、钠、钾、镁、锰、硫、氯、铁、碘、氟、锌、铜、硒、铬和钴。坚果、种子、贝类、蔬菜、鸡蛋、豆类、鳄梨、浆果和酸奶中都含有矿物质。内脏

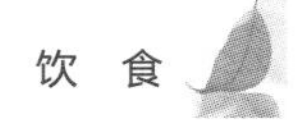

中也含有矿物质，不一定非要吃肉才能在饮食中摄入足够的矿物质。

镁缺乏症很常见，可能会损害免疫功能。镁存在于深海鱼类、种子、坚果、全麦食品、深绿色蔬菜、水果和黑巧克力中。但同样，高剂量的镁补充剂可能有毒。钙的摄入对骨骼和肌肉健康、凝血和避免骨质疏松症非常重要。

多酚和生物类黄酮

多酚是一类含有多个酚基的分子。约瑟夫·李斯特（Joseph Lister，1827–1912年）在十九世纪末证明了一种名为石炭酸的化合物的威力。石炭酸又称苯酚，是第一种有效且被广泛使用的防腐剂，它使外科领域的死亡率大大降低。琳赛·菲茨哈里斯（Lindsey Fitzharris）在《治愈的屠宰：外科手术往事》一书中详细讲述了李斯特和石炭酸的故事。石炭酸含有一个酚基，具有强大的生物活性。

生物类黄酮是植物中的多酚类物质，对微生物（也包括人类）有许多强大的作用。类黄酮具有许多理想的保健作用，包括抗淀粉样蛋白和降低血压。它还可以抑制与疾病相关的脑异常蛋白的凝结和扩散。类黄酮存在于水果、蔬菜、谷物、茶和咖啡、香料、浆果、豆类、坚果、大豆以及红酒中。

类黄酮有助于为植物增色，避免阳光照射植物，吸引昆虫、苍蝇和鸟类等授粉者。当我们食用这些多酚化合物时，就能利用它们的抗氧化作用。

姜黄素是一种来自亚洲姜黄的香料，姜黄中含有天然多酚和生物类黄酮，可降低炎症反应[161]。它可提高先天性免疫系统的能力，增加大脑清除相关神经退行性疾病的有毒蛋白质的能力[162,163]。姜黄味道鲜美，可为您的饭菜增色。

多酚的另一个来源是绿茶。绿茶的原料与红茶和乌龙茶相同，但在制作过程中没有经过其他茶叶的萎凋和氧化过程。绿茶含有茶多酚，具有抗炎、降低氧化毒性和降血压的作用。饮用绿茶可降低低密度脂蛋白胆固醇水平，减少牙周病，并能减肥。有人提出，绿茶中的茶多酚有益于改变肠道细菌及其代谢产物（细菌产生的分子）。日本的一项研究发现，饮用绿茶可降低罹患阿尔茨海默病的风险[164]。绿茶的咖啡因含量约为咖啡的30%，可以放心饮用。不过，不能大剂量饮用绿茶或绿茶提取物，因为其可能对肝脏有害。每天喝两杯绿茶当然没问题，但不建议将绿茶提取物作为补充剂服用。

最后，植物雌激素是从植物中提取的雌激素（许多补品说明书中含有的“phyto”词头意为植物），存在于大豆、石榴、菠菜和其他植物中，可降低血脂，改变DNA的包装过程，可降低凝血疾病、血管疾病和阿尔茨海默病的发病风险[161,165]。

盐

毋庸置疑，快餐对人体有害。对人体有害的原因之一就是盐。美国金拱门餐厅的四分之一磅的奶酪含钠1140毫克。大多数人还会配薯条吃，薯条的钠含量又是350毫克，整顿饭的钠含量高达1490毫克。

美国心脏协会建议每日钠摄入量仅为2300毫克，并认为大多数人的饮食钠摄入量应控制在1500毫克（金拱门餐厅的一餐就打破了这一数字），但美国大多数人的饮食钠摄入量已超过3400毫克。要注意您每日盐的摄入量，少吃咸食。

众所周知，高盐摄入会加重高血压。最近，我们发现盐还会影响微生物群，从而影响免疫系统：高盐会加速大脑和血管的炎症。高盐饮食还会降低白细胞杀死细菌的能力，减少微生物群产生有益的短链脂肪酸。

间歇性断食

另一种饮食保健的方法是间歇性断食。这只能在医生的帮助下进行，而且可能不适合有糖尿病及肝、肾疾病患者。

我们狩猎的祖先由于无法稳定获得食物来源（他们没有商店、冰箱或储藏室），因此也无法做到一日三餐。研究表明，白天或隔天不进食对新陈代谢和疾病有好处。间歇性断食可改善肝功能，增加有益的短链脂肪酸（如丁酸）的产生（这些小分子由肠道细菌制造，具有保健作用）。肠道细菌的多样性也可通过间歇性断食得到增强。间歇性断食可降低体内脂肪的储存量，改善血脂，降低血压，改善DNA修复，并可能对癌症、心理健康和血糖调节产生有益影响。断食对体重、炎症、神经退化、心脏病和中风也可能有良好的影响[166]。同时，断食还能增加血液中酮的产生，这可能具有神经保护作用，可增加对胰岛素的反应敏感性，改善认知能力。此外，断食还可增加脑源性神经营养因子，提高抗压和维持功能平衡（稳态）的能力。

最简单的断食方法称为间歇性断食，即每天有大约16个小时不摄入热量。这段时间可以从晚上8点到第二天中午。断食对于糖尿病患者或饮食失调的人来说可能有害，再有要保证在断食后不会出现暴饮暴食。

水平衡

水平衡是健康的一个重要但却常被忽视的问题。在美国国立卫生研究院，我和我的同事们发现，老年人的饮水量并没有达到他们所需要的水平，这是由于他们所谓的“缺水反应”减弱了。参与研究的老年人在一家医院过夜，并让他们从晚上9点到早上8点不要喝水。早上8点，他们可以喝冰水，并记录饮水量。根据血液检测结果，我们发现研究中的老年人喝的水比他们应喝的要少。这个问题在阿尔茨海默病患者中更加明显。

水平衡是健康的一个重要但却常被忽视的问题。

水摄入不足导致的脱水会加重心脑血管疾病和便秘，还会造成认知障碍。老年人应该意识到，口渴并不是身体需要水的

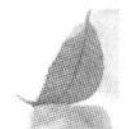

可靠指标；他们应该根据需要的量来喝水，而不是根据口渴的感觉来喝水。

需水量因人而异。请咨询你的医生，因为这取决于你的肾功能、糖尿病和心脏病等健康状况。你的身体环境、运动量和潜在的健康状况也会影响对水的需求。

如何改变饮食习惯

改变饮食习惯并非一件易事。我建议从更容易坚持的一些小改变开始。可以考虑用水果代替果汁，每周至少一次用糙米代替白米饭（或将糙米和白米混合在一起做饭），用葡萄干代替麦片中的糖，用无花果和杏仁代替巧克力棒作为零食，用素食汉堡代替汉堡包，在家中用全麦面包和新鲜蔬菜制作的披萨代替快餐连锁店的意大利辣香肠披萨。

我建议从更容易坚持的一些小改变开始。

饮食建议摘要

下面的列表提供了饮食建议的摘要。我建议少吃或避免以下食物：

- 红肉（牛肉和猪肉）；
- 精制谷物（白米、白面包）；

- 高盐；
- 多样性差的饮食；
- 纤维含量低的食物；
- 加工食品；
- 高饱和脂肪；
- 过量酒精（参见第25章）；
- 过量糖（天然或人造甜味剂）；
- 人造色素、香料、防腐剂；
- 苏打水；
- 快餐；
- 加工食品。

相反，请确保您能摄入足够的以下食物：

- 全谷物（糙米、全麦面包）；
- 鱼；
- 鸡肉（优于牛肉或猪肉）；
- 多样性膳食；
- 高纤维含量的食物（豆类、谷物、水果、浆果、蔬菜、豆类、坚果）；
- 植物性食品；
- 未加工食品；
- 豆腐；
- 低饱和脂肪；

- 绿叶蔬菜，以及香料。

我希望“衰老的机遇”这一概念将有助于你理解随着年龄的增长，食物选择是如何影响我们的生活质量的。你一定可以做到！

（韩战营）

第21章　微生物因素

如果读者对微生物方面的知识知之甚少，可能会对我建议的增加肠道内的微生物感到惊讶，因为人们普遍认为微生物都是有害的。但是，这种看法是错误的。有益的微生物有很多，其中乳酸杆菌就是一种。此外，人们已经尝试通过培养细菌来治疗某些疾病。

——伊拉·伊里奇·梅契尼科夫（1845—1916年），俄罗斯科学家

关于肠道细菌可能与健康有关的说法首先是由巴黎巴斯德研究所的俄罗斯科学家伊拉·伊里奇·梅契尼科夫（Elie Metchnikoff）提出的。他发现高加索山区保加利亚的居民很长寿，他认为这与喝酸奶有关。他的研究确定了第一类益生菌——乳酸杆菌——是主要原因。梅契尼科夫于1908年获得诺贝尔生理学或医学奖（与德国科学家保罗·埃利希共同获得，“以表彰他们在免疫方面所做的工作”）。

梅契尼科夫是“老年学”（研究衰老的学科）这一术语的创造者。他曾超前地说过：“人类和高等动物的炎症现象几乎总是由清除某种病原微生物的过程造成的[167]。”他肯定会对本书所强调的“微生物与健康和疾病息息相关”的概念

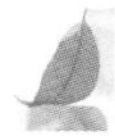

表示认同。

生命早期接触微生物对免疫系统的健康发育十分必要。

生命早期接触微生物对免疫系统的健康发育十分必要。过度清洁与儿童时期患哮喘和过敏性疾病的风险增加有关。微生物学家杰克·吉尔伯特（Jack Gilbert）和罗布·奈特（Rob Knight）撰写了一本关于微生物接触对儿童发育重要性的书《脏一点儿是好事：细菌对儿童免疫系统发育的好处》[120]。

目前还很难就微生物接触提出具体建议。全世界正在进行一系列研究，以确定哪些细菌种群最适合作为益生菌食用（活菌被认为有助于健康和增强肠道中的细菌种群）。不过，我可以推荐以下的一些做法。

- 儿童应该能够在自然环境中玩耍，而不必过度注意卫生。有研究表明，与狗一起长大的孩子免疫系统比没有接触过狗的孩子更好。
- 益生菌可能对身体有益，但尚不清楚哪种最好（已发现益生菌有助于控制帕金森病患者的便秘）。
- 最好饮用含有活菌的酸奶。
- 不要饮用含高糖的酸奶，许多酸奶中都含有大量糖。与其吃添加水果和糖的酸奶，不如吃原味酸奶并自己添加水果。

- 其他可能含有益生菌的食物包括泡菜（韩国高盐发酵大白菜和萝卜）和纳豆（日本发酵大豆）。泡菜和纳豆都是维生素和矿物质的极佳来源。
- 益生元是不可消化的纤维，不能被人体消化；这种膳食补剂能够被所需的肠道细菌代谢。目前还不清楚哪种益生元最好。车前子壳（也称为isabgol）是一种膳食纤维，可以缓解便秘并增加纤维摄入量。如果不与足量的水一起服用，可能会导致腹胀。食用高纤维食物对微生物组的影响与益生元类似。
- 康普茶是一种发酵的甜茶饮料，含有益生菌和抗氧化剂，但热量可能很高，并可能引起腹胀。目前尚不清楚康普茶中的细菌是否有益。

（敖文玲）

第22章　口腔护理

口腔内含有1000多种不同的微生物。这些微生物生活在鼻腔、口腔和喉咙中，可以帮助我们抵御入侵的致病微生物。我们无法改变它们在体内的居住地（如果想彻底清除它们，我们可能需要一把喷灯）。也就是说，它们是无法被清除的。由于它们存在一定的致病性，我们必须监测和控制它们的数量。换句话说：我们需要它们，它们也需要我们。

我们必须确保它们不会在我们的口腔里肆意妄为。避免口腔中出现异常数量微生物的最好方法就是保持良好的口腔卫生：起床后、饭后和睡前刷牙，使用牙线，每年去牙科两到三次，让牙医进行检查和清洁。

我们需要注意口腔健康，因为它有益于我们的大脑和心脏。

我们需要注意口腔健康，因为它有益于我们的大脑和心脏。当然，这也对我们的牙齿有好处。但了解口腔健康对大脑和心脏疾病的作用，将有助于我们了解口腔健康对全身健康的重要性。

（敖文玲）

第 23 章 选择医生和用药问题

> 医生的首要职责之一就是告诫大家不要乱吃药。
>
> ——威廉·奥斯勒（1849–1919年），二十世纪上半叶最重要的医学教科书作者

为了保持四个储备因素的最佳水平，有必要了解如何与医疗专业人员就看病过程和他们开出的药物进行交流。同样，了解和理智地看待临床研究的观点也很有必要。

倾听的重要性

几年前，当我走路时我发现左脚踝有些疼痛，几周后疼痛加剧，以至于根本没法打网球了。我到工作的大学医院挂了一位著名的骨科医生的号，他专攻腿部和足部矫正问题。医生助理把我安排在一个房间里，等了一个小时之后医生才来。他向我问好，护士已经告诉他我是因为左脚踝疼痛来就诊的。还没等我说什么，他捏了捏我的脚踝，说要做核磁共振扫描。三分钟的就诊结束后，他离开病房，我很愤怒。医生对我脚踝疼痛的过程丝毫不在意。当他将要走出去的时候，我义正辞严地让他停下，让他听我说完脚踝的情况。他不知道，也不明白，我们每个人都有权讲述自己的得病经过。对骨科医生来说，我的

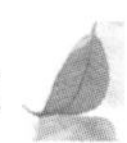

脚踝只是成千上万只脚踝中的一只；但对我来说，它是影响我行走的一个重要因素。

还有一次，我想做一个大手术，需要在五种不同的治疗方案和几位潜在的外科医生之间做出选择。我选择了一位医生，他在我就诊时一直看着我，而不是只顾着看电脑，他把我当做一个人来对待。另一位可选择的外科医生没有看我，他只专注于他的电脑，以至于我只看到了他的左耳朵。这让我感觉他没有把我当成一个人来看，令我非常气愤。

这两件轶事说明了与医务人员打交道的一个重要问题。作为患者，我们有权让自己的故事和声音得到尊重。我们每一个人都应该被当做人来对待。我们的故事是身份的重要组成部分。我们不是需要机械干预的机器。许多人在寻求医疗服务时异常被动，他们会接受任何疏忽、回避或虐待。我们应该成为自身福利的有力倡导者，坚持让医疗专业人员倾听我们的故事，关注我们的需求。我们需要成为医疗保健的积极合作伙伴。为了做到这一点，我们需要有主见，并在必要时大声疾呼。

我们需要成为医疗保健的积极合作伙伴。为了做到这一点，我们需要有主见，并在必要时大声疾呼。

与医生互动的重要问题如下。

选择医生

选择合适的医生很困难。当您面临选择时，以下几点值得考虑。

- 我们自然会被友善、体贴和亲切的医生所吸引。但有医德的医生可能不是您需要的医生。临床态度不佳的医生可能是最好的选择。这里的一个重要决定因素是您面临的问题的严重性或重要性。
- 参与教学的医生通常比那些不参与教学的医生更了解情况，因为教学要求医生跟上时代的步伐。从事教学的医生更有可能时时关注自己的领域。此外，常发表文章的医生往往比不发表文章的医生受过更好的教育，但我承认我对学术型医生存在严重偏见，因为，有很多杰出的医生不是教学医生，也不发表论文。
- 学术医疗中心的医生需要比大多数医院的医生遵守更高的标准。在大学里，医生必须参与患者的管理、教学、研究和发表工作才能获得晋升。学术医生通常以工资，而不是按他们治疗的患者数量获得酬劳。社区医院中许多医生的酬劳是根据他们完成的临床工作量或产生的转诊数量而定的（例如，如果他们请假一周去参加会议，那么这一周就没有收入）。［译者注：此条不适合中国医疗的现状，仅

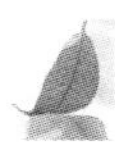

供参考。］

- 如果可能，了解一下与医生一起工作的人对他们的评价，包括其他医生、护士、医疗助理、技术人员、行政助理和管理人员。
- 医生在大医院工作并不意味着他们比小医院的医生医术更高，请谨防这样的观念。
- 有执业医师资格证书，并同时通过住院医师规范化培训的医生，才能执业行医。
- 请记住，大约50%的医生低于平均水平。如果一所医学院毕业了150名医生，那么班上成绩垫底的学生也能找到工作！当然，没有人能够获得这些信息，但这是一个有力的警告，表明我们为了追求自己的健康和舒适，应积极寻找医术水平高的医生。
- 如果可能，请注意利益冲突。外科医生可能由其诊所对其经济效益进行考核。他们做了多少次手术？心脏病专家可能会通过推荐更多的手术来赚更多的钱。如果医生没有推荐足够的手术（和其他手术），他们可能不会再被雇用或晋升。《心脏健康》一书中提出了这个问题[168]。
- 作为患者，每次就诊时都要提出问题。不要让医生趁你不注意的时候偷偷溜出房间，然后护士说："你现在可以走了。"
- 以怀疑的态度解读网上评论。具有医德的医生即使并不称职，也可能获得好评。

- 谨防专科医生、亚专科医生和超级专科医生。你是否听说过这样的一类专家：在他们的职业生涯中，他们对罕见的东西了解得越来越多，以至于他们对其他问题都一无所知？这与你疾病的严重性和重要性有关。如果你只是嗓子疼，就不需要找耳鼻喉科医生。但如果你患有罕见疾病，最适合你就诊的地方可能是马里兰州贝塞斯达的国立卫生研究院、英国伦敦的国家神经病学和神经外科医院或其他顶级学术医疗中心。然而，尽管专家通常可以提供你所需的重症监护，但他们专业的局限性可能会影响对整个情况的把握。

人是一个复杂的生物，疾病也很复杂。了解有关你病情的信息可能会有所帮助，但你必须明白，要写出有关疾病的文章，作者必须化繁为简。然而，这些信息可能具有误导性或错误。

要治疗疾病，医生必须了解复杂、相互关联的具体情况。科学正在飞速发展。例如，到2021年春季，美国国家医学图书馆收录了119 201篇关于2019年新型冠状病毒（COVID-19）的论文，而这种病毒在不到两年前还不为人所知。教科书上的一些东西在出版时也是错误的。仅靠自己阅读是不够的。这些都是在向医生咨询严重疾病时获得专家指导的充分理由。

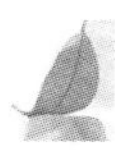

与您的医生讨论您的用药问题

当与您的医生讨论用药问题时，考虑以下建议可能会有所帮助。

- 每次就诊时请携带所有药物、补充剂和维生素。确保医生了解您服用的所有药物（正规药物、补充剂、维生素、草药制剂、民族疗法、肠胃辅助药物）。每次就诊时，医生应全面检查这份清单（参见案例研究10）。
- 如果有处方药，请确保您了解其适应证、副作用、给药方案、服用时间、与其他药物可能发生的相互作用，以及该药物是否需要空腹或与食物一起服用。
- 如果医生建议您服用一种新药，请尽可能在家阅读有关该药物的信息并了解其作用。
- 提前记下您的问题并随身携带纸和笔，以便在讨论您的病情时可以做笔记。
- 如果疾病可能会造成残疾或死亡，请考虑寻求第二或第三种选择，包括转诊至学术医疗中心。
- 如果您不明白医生在说什么，那就请医生解释。尽管这次就诊可能会给您带来压力，您甚至会想尽早离开以避免这种情况，但您最好还是利用这个机会来了解您需要知道什么以及需要做什么。
- 不要否认疾病。没有人愿意生病，这也是人类的本

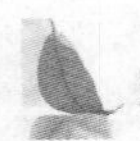

能反应。但直接面对问题比忽视它要好。

- 确保医生在您离开之前给出他们的明确建议。该建议必须包括医生认为发生了什么以及他们认为应该做什么。这些建议应该是合理的。例如，如果您带76岁有记忆问题的父母看病，医生的诊断是“老年痴呆症”，这时您可能需要找另一位医生了。正如我所说，“老年痴呆症”这个词已经过时了——它也不是一种诊断。它仅仅表明患者年事已高（您已经知道了），并且有痴呆症的症状和体征（您可能也已经知道了）。但必须要清楚老年痴呆症问题的原因。
- 家族病史是就医过程中的重要部分。请准备好向医生陈述您父母、兄弟姐妹、子女、姑姑、叔叔和祖父母的健康史。

案例研究 10

一位74岁的高血压、糖尿病患者因妄想症和失忆症一年前来就诊。他认为他的家人隐瞒了一些事情，“试图把事情瞒着他”。他还抱怨自己的嗅觉和味觉发生了改变。两年前，他因结肠癌做了结肠造口术。他唯一服用的药物是抗糖尿病药。检查显示，他的抽

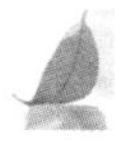

象能力、判断能力、寻词能力和决策能力都很差。血常规检查正常。脑部核磁共振成像显示有一次微小中风。他曾在一家滚珠轴承厂担任经理，考虑可能在工作中接触过有毒物质，因此对他进行了重金属中毒检测。结果显示，他血液中的金属铋含量达到了有毒水平。众所周知，铋是导致认知障碍的一个不常见的原因。后来得知，他使用了一种名为次没食子酸铋的产品作为结肠造口除臭剂。他没有告知任何人，因为这不是一种药物，只是一种除臭剂。我们曾经特别询问过他服用什么药物，但他当时没说。由于发现了这次有毒接触，他不再使用铋产品，六个月后他的情况明显好转。他不再有偏执行为，也不再抱怨记忆力减退或执行功能障碍。他的嗅觉和味觉能力也恢复了。为了提高人们对这种疗法潜在毒性的认识，我们在《临床神经药理学》（Clinical Neuropharmacology）杂志上发表了这个病例[169]。

医生必须详细了解患者正在服用的所有药物，包括正规药物、补充剂、维生素、草药、民间疗法和其他产品。

医生与医疗失误

医生有时也会犯错。任何涉及人类行为的活动都有可能会出错。1999年，美国国家航空航天局（NASA）向火星发射了一艘太空飞船，但降落伞开关却安装反了。毫无疑问，美国宇航局也许拥有最聪明的太空工程师，但他们却犯了一个严重的错误。一位美国神经外科医生在某人患病头部的另一侧做了手术（医生看错了人的核磁共振扫描结果），这样的错误至少出现过两次。2021年，一名82岁的奥地利老人被截去了膝盖以上的右腿，而他需要做的手术是左腿截肢。这一错误被归咎于人为失误。

这给我们的启示是，无论你就诊的医生多么优秀，都有可能出错。因此，看病过程中一定要积极参与、观察和提问。然后再问更多的问题！总之，你应该积极参与自己的治疗，积极追求最适合自己的治疗方案（见案例研究11）。

案例研究 11

多年前，我接到母亲86岁的表妹埃尔西的电话。几天前，她突然感到头痛，右眼视力下降。我担心这可能是老年人眼部血管的一种炎症，这种炎症会导致严重的视力损伤，甚至可能失明（称为颞动脉炎）。我给她的医生打了电话，解释说我是神经科住院医

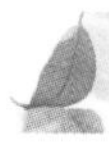

师，想知道他是否对她进行过颞动脉炎检查，以及是否开了类固醇药来降低她另一只眼睛可能受累的风险。他告诉我，她的右眼已经失明，服用类固醇已经没用了，为时已晚。我给我认识的最有经验的神经科医生打了电话，帮埃尔西预约了第二天的门诊。然后我又给她打了电话，说她患有很严重的眼部血管疾病，需要治疗，这可能会影响她另一只眼睛的视力，我已经帮她约好了第二天去看一位很有经验的医生。她告诉我，她很信任她的医生，他已经照顾她40多年了，她不会去看别的医生。我告诉她，如果不听从我的建议，她很有可能会失明。我还说她的医生可能犯了严重的错误，他不知道自己在做什么。但埃尔西并没有听从我的建议，没有去看我为她找的神经科医生，也没有接受她需要的类固醇治疗。两周后，她的另一只眼睛也失明了。不到一年，她摔了一跤，摔断了髋骨，最后去世了。

我们必须认识到，我们对医生的评价往往基于他们的活泼、健谈、语言表达能力和推销技巧，但所有这些品质都不能代表医生的知情能力和良好的决策能力。

把自己的身体作为一个整体的重要性

要意识到你的身体是一个整体的重要性。很多人看病时都是由多个亚专科医生负责身体的各个部位，但却没有人意识到这些身体部位之间以及亚专科医生之间可能会存在顾此失彼的问题。每个人都需要一名全科医生或家庭医生对他的整个身体负责。将所有的与亚专科医生交流时的建议都告诉你的全科医生，以确保你自己不会在各种建议中迷失方向。如果不把自己的身体当做一个整体来考虑，就无法周全顾及我们相互依存的各个部分！

药物相互作用

药物可以治病，但也可能致病。处方药是造成可逆性精神损伤的最常见原因。药物对大脑产生负面影响的原因可能是药物本身，也可能是与其他药物、食物摄入、肾功能障碍、吸烟、饮酒、水合不良、药物过期和微生物群的相互作用。有时一种药物单独服用时可能效果很好，但加入第二种药物后可能就无效，因为第二种药物会干扰第一种药物的吸收和代谢。大约四分之一的非抗生素药物会影响肠道细菌。

药物可以治病，但也可能致病。

老年人经常服用多种药物，这些药物可能会发生相互作

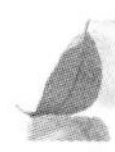

用，对大脑产生负面影响，导致认知障碍。多药治疗是指同时使用五种或五种以上的药物来治疗一种或多种疾病[170]。多药治疗的发生率在全球范围内不断上升，一半以上的老年人可能在使用多种药物[171]。对于可能患有许多需要治疗的疾病的老年人来说，这是一个特别重要的问题。与服用少于五种药物的人相比，服用五种以上药物的人出现认知障碍的风险更高[170]。近50%的老年人正在服用一种或多种医学上不需要的药物[171]。

许多医生并没有意识到老年人的特殊性，有时医生甚至会给健康的老年人开一些有损记忆功能的药物。大脑中使用神经递质乙酰胆碱的神经元数量会随着年龄的增长而减少；这些神经元被称为胆碱能神经元，对记忆和学习至关重要。因此，许多老年人会因为服用干扰大脑中乙酰胆碱功能的药物而导致认知能力下降，尽管年轻人可以安全服用这些药物[172]。

使用抗胆碱能药物以及苯二氮䓬类药物会增加痴呆的风险。苯二氮䓬类药物包括地西泮和阿普唑仑等镇静性药物，对老年人造成认知障碍的风险特别大。苯二氮䓬类药物会产生依赖性，损害记忆力、注意力和运动能力，还会增加事故率和死亡率。有些苯二氮䓬类药物的半衰期较长，每天服用很容易达到中毒血液浓度（见案例研究4）。

如果一个人只服用一种药物，那么他没有正确服药的风险约为30%。如果服用十种药物，那么不正确服药（依从性差）

的几率远远超过90%。这是全球范围内导致疾病、残疾和死亡的一个重要原因。

与医生讨论药物和药物相互作用的可能性极为重要。在服药时，遵医嘱也很重要。如果某种药物应该与食物一起吃，那么空腹吃就更有可能产生副作用或失去疗效。人们需要对所服用的药物有清晰的了解，并在不确定时向医生咨询。

人们需要对所服用的药物有清晰的了解，并在不确定时向医生咨询。

身体系统的相互作用在衰老过程中的重要性在药物方面得到了很好的体现。老年人在肌肉质量、血容量、血浆蛋白、肝功能、胆碱能神经元、脑血流量、肺活量、脑代谢、肠道细菌多样性和肾功能等方面都有所下降，而以上所有这些功能都会影响药物的分布和代谢。另外，肠道细菌在药物代谢和药物吸收方面也发挥着重要作用；酒精摄入也会影响药物的吸收和代谢。

老年人因药物导致心律改变、中枢神经系统并发症和药物相互作用的基线风险增加。药物在血液中的结合力也会受到影响，肝脏、肾脏和微生物群对药物的分解作用也会降低。同时，老年人通常服用多种药物，这些药物在吸收、代谢和作用机制方面会相互影响。

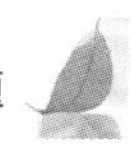

定期复查对于使用多种药物的老年人来说尤为重要。许多人正在服用其实已不再需要的药物。医生有责任在每次就诊时检查所有药物。遗憾的是，医生可能不会查看药物清单，或者医生可能会认为他们没必要查看其他专科医生开具的药物。

许多人正在服用其实已不再需要的药物。

必须认识到，有很多药物不能突然停药，而是需要慢慢减量。还有必要关注药物的有效期，因为随着时间的推移，如果药物过期，可能会失去活性，有时还会产生新的毒性。

新药评估是一项艰巨的工作。药品公司与监管机构及其委员会之间的关系复杂且常存在矛盾。药物研究调查人员、药物公司和医学期刊之间也经常发生冲突。由于这些复杂性，医生很难评估新药的安全性、有效性和成本效益。患者最好能参考有关正在服用药物的其他患者的资料，并与医生进行沟通，必要时与制药公司进行沟通，以解决自己的问题。如果您的医生对您详细询问有关处方药的问题没有耐心解答，请考虑换一个医生。

费用当然也是一个重要的考虑因素。一般来说，非专利药物的成本较低，而且与受专利保护的药物同样安全有效。新药经常比普通药或其他低价药贵得多，即使新药并没有明显效果。对于宣传其疗效有望缓解许多问题的新药，最好谨慎对待。正如他们所说的，细节决定成败，制药公司给出的说明书或宣传材料往往让人难以理解其中的细节。

在考虑使用新药时，值得注意的是另一个偏见来源。由于急需摆脱疾病的折磨和痛苦，我们的判断力可能会因治病心切而被蒙蔽。这种偏见很难消除，但最好的办法是意识到我们的判断可能受到这种偏见的影响。

许多药物和保健品都是通过虚假宣传其对改善记忆力有效而销售的，很多声称可以提高认知能力、注意力和记忆力的所谓“益智剂”经过测试，被证明它们根本没什么作用。有学者对银杏叶提取物治疗阿尔茨海默病的疗效进行了测试，结果发现银杏叶提取物并不能增强记忆力。研究发现，鱼油补充剂对认知能力也没有明显影响。美国脑白金（Prevagen）也是一种作为记忆辅助剂出售的药物，但临床试验并未证明其有效。许多类似的物质很可能无法通过血脑屏障而作用于大脑或在胃中就被灭活了。Prevagen的所谓“活性成分”是一种从水母中提取的水母发光蛋白。这种化合物是否能进入大脑尚不得而知。Prevagen被大肆宣传为源自水母，就好像我们都知道很多有效产品与水母有关一样（我不知道有这些产品）。它声称是药剂师推荐的增强记忆力的第一药物。我给它的制造商打了几个电话，都没有人回答我的问题：水母发光蛋白在血液中的半衰期是多长时间？它能进入大脑吗？有多少药剂师参与了其排名第一的报告？

在2020年的一项法律和解协议中，Prevagen的制造商昆西

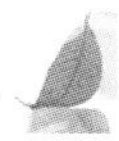

生物科学公司曾因Prevagen的宣传不准确而受到联邦贸易委员会的指控，该公司同意“解决关于该公司虚假宣传其Prevagen产品有助于大脑健康和记忆力衰退的指控”。

疫苗

适当的接种疫苗对预防传染病非常重要。许多疫苗需要定期更新。与年轻人相比，老年人患传染病的风险要高得多。接种疫苗是通过免疫机制来提高我们身体储备因素的绝佳方式。

COVID-19在老年人中的重病率和死亡率明显较高。目前在全球范围内使用的COVID-19疫苗非常有效和安全。带状疱疹是一种使人衰弱和痛苦的疾病，有时甚至是慢性迁延性的，我们应时刻把握预防或减轻其严重程度的机会。因此，所有50或60岁以上的人都应该接种新的带状疱疹疫苗（Shingrix），它能显著降低带状疱疹感染的发生率和严重程度（免疫抑制、感染艾滋病毒/艾滋病、正在接受放疗、化疗或患有血液病的人可能不适合接种带状疱疹疫苗）。

在疫苗的帮助下可以避免的传染病包括以下几种：COVID-19；甲型肝炎和乙型肝炎；带状疱疹；流感（季节性流感）；麻疹；脑膜炎球菌性脑膜炎；流行性腮腺炎；肺炎球菌性肺炎；破伤风、白喉和百日咳（这三种疫苗通常同时接种）。

需了解具体的研究状况

先引用法国化学家、疾病细菌理论的发现者路易·巴斯德

（Louis Pasteur）的一段话[173]：

> 先入为主的想法就像探照灯，照亮了实验者的道路，成为探究自然的向导。但如果当实验者将其转化为固定观念时，这些观念会变得很危险。这就是为什么我希望在所有科学殿堂的门槛上都刻上这些深刻的话语："心灵最大的错乱，就是因为希望如此而相信某事"。

我们生活在一个伟大的时代，信息免费且可以即时获得。但是，很多信息都是错误的，这包括推文、Facebook贴文、YouTube视频以及同行评审科学文献中发表的文章。在阿尔茨海默病领域，良莠不齐的信息是一个特别重要的问题，因为这是一个公众非常感兴趣的话题，因此，记者们也热衷于报道治疗该疾病的新方法。许多记者的报道抬高了新研究的重要性，即使这些研究没有被充分证实或经得起重复性检验。有些科学家也会急功近利，一些研究人员为了抢先发表论文，导致论文发表的结果不成熟、不完整，而且往往无法重复，而经得起重复性检验才能证明所谓的发现是属实的关键。

重要的是要高度怀疑和评估证据，而不是以讹传讹。

这个问题没有简单的答案。当然，同行评审科学期刊上发

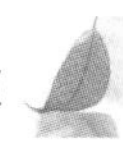

表的文章比报纸、杂志和社交媒体上分享的文章更可靠。重要的是，要高度怀疑和评估证据，而不是以讹传讹。因为要找到如何评估证据的解决方案非常困难，因此有必要认识到这种评估证据过程的不确定性的存在，以便做出合理的判断。在评估新闻报道时，要弄清工作是在哪里做的，证据是什么。如果一种新疗法声称其适用于人类的所有病症（疼痛、阳痿、生发等），那么它很可能是无效的。如果没有副作用，百分之百安全，那么就很可能百分之百无效。

如何看待临床试验招募

参与临床试验招募作为受试者对患者来说也是一种选择。最典型的例子就是齐多夫定这种药物，它是第一种治疗艾滋病毒/艾滋病的有效抗逆转录病毒药物。这种药物于1964年首次被发现，但直到1987年才获得美国食品和药品管理局的批准。在获得批准之前，只有参加临床试验的人才能获得这种有效的药物。通过参与临床试验，患者可能有机会在有效药物向公众推出的前几年就获得这种药物。

几十年来，评估旨在改善阿尔茨海默病患者的表现或改变疾病进展的药物一直在进行临床试验。遗憾的是，在过去十多年中几乎所有的试验都未能帮助人们找到有效的治疗方法。有几项试验的重点是通过免疫学机制清除大脑中的淀粉样蛋白斑块，这些研究成功地清除了淀粉样蛋白分子，然而，受试者的生活并没有得到明显改善。在某些特殊情况下，参与研究的阿尔茨海默病患者在试验中甚至出现了严重的并发症。

希望新的研究能够找出改变神经退行性疾病发病和进展的药物。目前，人们正在寻求一系列治疗阿尔茨海默病的新方法，例如，研究人员在使用药物、抗生素、抗体、疫苗、益生元、益生菌和药食同源食品方面正在开展大量工作，这些方法可以改变微生物组，从而切断疾病机制。

此外，重要的是，临床试验招募的参与者可能有机会在政府批准之前获得真正有效的药物。当一种有效的药物被开发出来时，第一批获得药物的人将是那些参与临床试验的人，其他人可能需要等待三四年在药物获得批准上市后才能使用（当然，前提是该药物是有效的）。这种真正有效的药物可能要过很多年才能被发现，但我们无法知道何时会出现。参与临床试验的招募完全是自愿的，不收取任何费用。受试者可以随时退出试验。重要的是要记住，参加临床试验的人服用的是一种未经证实的药物，也有可能没有任何效果。

对阿尔茨海默病等老年相关疾病的研究在很大程度上依赖于实验室的动物实验。但许多对实验小鼠有效的干预措施用在人类时却不起作用。一些涉及低温和药物的治疗方法可以成功地将小鼠头部和脊髓损伤的影响降到最低，但对人类却无效。值得注意的是，小鼠的寿命只有一到两年，因此如果小鼠的疾病模型不能完全模拟人类的情况，我们也不用感到惊讶。我们必须明白，对人类衰老的研究道路险阻且漫长。

科学界还有一种压倒性的倾向，就是使用更简单的模型进

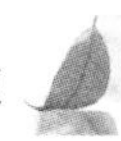

行实验。人们对越来越小的生物体、细胞和分子的研究兴趣已经有些过于疯狂。研究人体的研究人员很难与研究动物模型的科学家竞争资助项目，发表论文的数量也无法相提并论。

我们必须承认动物模型的价值，但重点仍应放在人类的问题上。毕竟，大多数研究衰老相关疾病的美国科学家都是从美国国立卫生研究院（National Institutes of Health）获得资助的，而不是从美国国立小鼠生物学研究院（National Institute of Mouse Biology，NIMB）获得资助的（这样的研究所实际上也不会存在）。

再次强调一个关键词：多样性。复杂的科学问题需要多样化的方法。通常，可以在动物或细胞模型中研究分子机制，而这些机制目前还无法在人体中进行研究。人工智能的发展非常迅速，现在利用计算机建模可以完成过去需要进行动物实验才能实现的研究。最近，计算机建模在了解蛋白质折叠成复杂结构的方式方面取得了重大进展。这项工作将对开发治疗老年性疾病的药物产生重大影响。

在动物模型身上进行研究需要考虑所做的假设，毕竟，小鼠不是穿着白色裘皮大衣的小人。然而，小鼠体内大约85%的基因与人类基因相似，而且有关葡萄糖代谢和神经递质的基本生物化学过程也很相似。果蝇（Drosophila melanogaster）是一种非常简单的生物，但它们的生命过程却非常精确地模拟了人类的生命过程。有关这些动物的研究已获得过六次诺贝尔奖。在果蝇中发现了75%人类疾病基因的类似基因。2021年，我与日本京都的同事一起研究肌萎缩性脊髓侧索硬化症（ALS）的果蝇模型。我们研究了接触细菌产物对果蝇疾病征兆的影响。在撰写本文时，这项研究正在进行中。

英国统计学家乔治·博克斯（George E.P. Box）曾说过："所有模型都是错误的，但有些模型是有用的"（译者注：即使模型无法准确描述现实，但如果模型足够接近的话，它可能会很有用）。在我看来，这句话非常贴切。

（韩战营）

第 24 章　规避危险行为

在人生的各个阶段都要避免受伤。与年轻人相比，老年人受伤和死亡的风险相对较高。跌倒是老年人死亡的一个重要原因。随着年龄的增长，男性和女性髋部骨折的风险都会成倍增加。据报道，30%的髋部骨折老年患者会在第二年死亡[174]。合理的饮食方式可以降低骨质疏松症的风险。体育锻炼也可以增强骨骼和肌肉。

驾驶能力对于功能的独立以及社会关系的发展和维护都非常重要。然而，无论是否患有痴呆症，老年人的驾驶能力都可能受损。我们在美国国立卫生研究院的研究小组和其他机构的研究表明，许多老年人和有认知障碍的人往往在发生车祸后才放弃驾驶。认知障碍患者在逆行转弯时可能会存在困难，因为这项任务涉及对迎面而来的车速进行评估。如果家人害怕坐老年司机开的车，那就表明这位老年司机不应该再驾驶了。明智的做法是，老人开车时，家人坐在副驾驶位置，以评估其功能，并与医生讨论此事。如果您对家中的老人安全驾驶车辆的能力有疑问，最好进行正式的驾驶评估。

其他值得关注的危险行为包括持有枪支、房屋维修和使用割草机。在美国，经常有人在没有感官老化或认知障碍的情况下发生持枪事故。认知障碍肯定会改变一个人安全操作枪支的能力。此外，割草机等电动工具如果使用不当，也可能成为危险机器。

创伤

多年前，人们就已知道累积性和重复性创伤对大脑的危害。20世纪80年代，科学家们发现头部外伤会使罹患阿尔茨海默病的风险增加一倍[175]。近年来，头部外伤又导致了一种新的危险：慢性外伤性脑病（CTE）。第7章已讨论过这一新情况。由波士顿大学安妮·麦基博士及其同事领导的研究表明，职业橄榄球运动员和大学橄榄球运动员都是CTE的高危人群。

人脑不能很好地抵御物理冲击力造成的损害。对于头部损伤的危害总的评价是，所有的头部损伤都是有害的，包括大的损伤和反复的小损伤。对大脑有害的不仅仅是导致昏迷的较大创伤。头部损伤（如CTE）的后遗症包括认知障碍、抑郁、易怒、运动功能丧失，有时甚至会导致自杀。CTE目前无法治疗，也很难诊断。我们有理由认为，人类不应该参加与脑损伤有关的运动或活动。可以肯定的是，头部损伤会损害认知储备，增加认知功能丧失的几率。

可以肯定的是，头部损伤会损害认知储备，增加认知功能丧失的几率。

无论老少，所有人的目标都应该是避免头部受伤，无论大

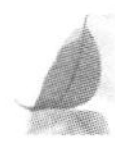

小。有许多头部受伤风险较低的运动可供选择。一位喜欢美式橄榄球的神经外科医生同事曾告诉我，接触性运动“塑造性格”。我不否认这一点，但有很多方法可以塑造性格，且不会对身体最脆弱、最关键的部位造成不可逆的伤害。鼓励您的孩子和孙子尽量参加头部受伤风险小的运动。

美式橄榄球的流行表明，人们并没有正确认识到大脑健康的重要性。众所周知，如上所述，美式橄榄球对头部的大大小小的伤害都会损害中枢神经系统，并导致严重后果。人们之所以对大脑的工作状况缺乏明确的认识，可能是因为它对我们日常生活的贡献在很大程度上是看不见的。我们看不到它是如何工作的。当然，我们的日常生活体验也是大脑工作的一种体现，但这一观点并未得到广泛重视。在访问英国时，我看到一辆摩托车上的贴纸宣称：“大脑是可选择的”。我真想有机会问问摩托车的主人，他是如何在没有大脑的情况下骑车的。

有一天我看电视时，无意中看到了PBR频道。PBR是美国职业骑牛锦标赛的简称。骑手骑到牛栏里一头看起来不太高兴的公牛身上，打开牛栏后，公牛会飞快地冲进一个泥土竞技场，开始发疯似地乱冲乱窜。骑手的任务是在公牛身上停留8秒钟不被摔下。当然，即使在8秒结束时，公牛也不会停下来让骑手慢慢下来。相反，公牛会继续努力地把骑手从背上掀下来。

大多数骑手都戴着牛仔帽，没有头盔。后来我看到一位骑手戴了头盔，播音员说：“很高兴看到这位骑手又回来了。他去年头部受了伤，虽然恢复得很慢，但我们很高兴他能重返赛场。这也是他戴头盔的原因。”

播音员为骑手戴头盔的解释，让我感到非常惊讶，似乎任何一个正常人在骑牛时都不应该戴头盔。结果比赛时，这头牛窜动得很凶猛，很快就把骑手掀翻在地，还用牛角撞了骑手的头。骑手失去了知觉，摔倒在地。当他被担架抬走时，播音员说：“这真的太糟糕了，这不是我们想看到的伤害。”那他们希望看到什么样的伤害呢？那就留给大家想象吧。

随着年龄的增长，老年人颈部和腰部的脊柱都会发生病变，这是由于颈部和腰部椎骨之间的关节发生了退行性变化，软骨受损所致。对于大多数人来说，这些变化不会导致严重的症状或残疾。然而，由于老年人骨骼内存在这些与年龄有关的变化，从事一些活动时可能会出现问题。因此，老年人不应搬运特别重的物品，或不用背部肌肉扛东西，但可以做用腿部肌肉举起物品的动作。

此外，有许多重要的血管通过颈部的颈椎为大脑供血。如果头部长时间伸展，这些血管的血流就会受到影响。如果这些血管的血流发生变化会导致头晕、眩晕（感觉房间或您自己在转动，但其实并没有），还会导致昏厥、跌倒或中风。老年人保持头部后仰的时间不应超过几秒钟。应避免的活动包括粉刷天花板、更换灯泡、清洁百叶窗、去高处放置物品或从高处取物、使用梯子等类似活动。不要将糙米、红枣、杏仁和全麦面粉存放在需要使用阶梯凳才能够到的高柜中，而应将这些物品

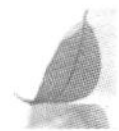

存放在易于拿取（希望能经常拿取！）的较低的柜子中。

涉及颈部的治疗也会导致穿过颈椎的重要小血管堵塞。因此，我建议不要采用颈椎推拿手法治疗，因为存在损坏这些血管和潜在中风的危险[176]。

（林敍含）

第 25 章　避免接触有毒物质

由于老年人的多种储备因素降低，他们对环境因素的毒性影响更为敏感。肝脏对化学物质的解毒能力会随着年龄的增长而下降，肾脏排泄毒素的能力也会下降。每个人，尤其是老年人，都应尽可能减少接触环境毒素，包括空气污染、溶剂、重金属、杀虫剂、除草剂和其他危险物质。生命早期接触毒素可能会降低人的身体储备，并随着年龄的增长导致认知障碍。接触杀虫剂和其他毒素与帕金森病有关。

空气污染也是痴呆症的一个危险因素。空气中的微粒可通过嗅觉神经或血脑屏障进入中枢神经系统，伤害神经元和支持细胞[177]。大量证据表明，吸烟会增加认知障碍、中风和阿尔茨海默病的风险，更不用说心脏病和癌症了[178]。塑料中也存在有毒分子，建议不要用塑料容器加热食物——最好用玻璃容器。

20世纪80年代，科学家们曾怀疑铝中毒会导致阿尔茨海默病。这一观点已遭到广泛反对。20世纪90年代，我曾接诊过一位运动神经元疾病患者。他在一家工厂工作，负责浇铸熔化的铝。为了测量他大脑中的铝含量，我对他进行了脑活检。活检是用塑料刀进行的，以减少对脑标本的污染。尽管他接触了大量的铝，但在他的大脑中并没有发现铝。

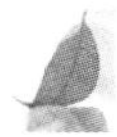

毒素与人类进化关系的问题在此也值得关注。我们知道，即使是小剂量的铅也是有毒的，这可能是因为铅在环境中的含量非常低，因此，我们的祖先没有机会发展出不让自己铅中毒的方法，因为他们没有接触过铅。而铝是地壳中含量第三高的分子，也是含量最高的金属，虽然它对大脑有剧毒，但我们的祖先可能在数百万年前就已经进化出了有效的方法来清除体内的铝。

汞对大脑有毒，当然应该避免。目前含银汞的补牙材料已经逐渐被临床淘汰了。

酒精

过量饮酒会损害身体的多个部位和身体储备。酒精还会影响记忆力和学习能力，从而损害认知储备。酗酒会导致抑郁和不良的心理储备，因酗酒而失去朋友会导致社交储备受损。

酒精对身体有哪些负面影响呢？这是一个很长的重要清单，其中包括：

- 对神经元的直接毒性；
- 急性和慢性认知功能下降；
- 平衡力和判断力受损；
- 消化道出血；
- 颅内出血风险增加；
- 肝损伤；
- 腿部和手臂神经损伤；

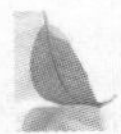

- 小脑损伤，影响行走和协调性；
- 癫痫发作；
- 头部受伤；
- 跌倒和事故造成的创伤；
- 免疫系统受损；
- 结直肠癌；
- 药物的吸收和代谢改变；
- 睡眠时间和质量下降。

酒精主要通过肝脏代谢，而肝脏的功能会随着年龄的增长而下降。一个多年来每天饮8盎司（235毫升）波旁威士忌（酒精度数为43.5度）的人（1美制液体盎司=29.57毫升），如果到了80岁，可能会因为摄入的酒精而出现认知障碍，尽管他可能多年来一直饮用这种酒且没有出现任何不良影响。因为他80岁的肝脏可能已无法充分代谢酒精，血液中的酒精浓度会随着身体储备能力的下降而不断上升。大量饮酒或营养不良的人可能容易缺乏硫胺素（维生素B_1）和其他维生素。这会导致急性发作的严重认知障碍、头晕、视力改变、虚弱、意识丧失和死亡。

有研究表明，适量饮酒可预防老年痴呆症的发生，但不要过量。重要的是要注意自己的饮酒量。60岁以上的男性每天饮酒量不应超过两杯（2两），女性不应超过一杯（1两）。1两42度左右的白酒相当于500毫升左右的普通啤酒（酒精含量约

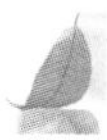

为5%）、5两葡萄酒（酒精含量约为12%）或3两黄酒。请注意，白酒、啤酒、红酒不应混着喝，因为这样对身体的伤害更大。

研究表明，60岁以上的饮酒者中有三分之一以上饮酒过量。日常饮酒一定不要过量。在某些日子里过量饮酒（狂饮）也很危险。啤酒和葡萄酒并不比其他类型的酒更安全，重要的还是要把握饮酒的量。

由于喝酒存在诸多对身体的不良影响，因此不建议从不喝酒的老年人开始喝酒。

（卢小桃）

第三部分

结　论

第 26 章　关于未来全球老龄化问题的思考

全球老龄化

全球老龄化正在迅速发展，人类的预期寿命在20世纪翻了一番。由于公共卫生、疫苗和科学的进步，人们的寿命越来越长。2019年，日本四分之一的人口年龄超过65岁，创下历史新高，老年人的数量超过了儿童。2021年，日本人售卖出的成人尿不湿是婴儿尿不湿的2.5倍。在美国，65岁以上人口占总人口的16%，随着人们寿命的延长和年轻人选择少生或不生孩子，预计这一比例还会增加。

在世界各地都有不同程度的老年人口的增加。由于需要赡养退休的老年人，以及他们中的大多数随着年龄的增长会逐渐患上脑部和身体疾病，老年人群的增长给全球经济带来了巨大负担。虽然老年人的心脏病和癌症的发病率在下降，但痴呆症却在增加，因为它与衰老密切相关，而且缺乏治疗这种疾病的方法（随着人类的寿命越来越长，阿尔茨海默病患者的人数也会越来越多。参见第5章）。

公共政策与老龄化

如何应对人口老龄化是当今必须考虑的一个问题。四个储备因素的框架是构建应对措施的重要方法。如果政府能为每个老年人提供资金让他们接受支持性教育和活动，以促进认知、身体、心理和社会储备因素的发展，那么医保费用就会大大降低。体育活动可以增强大脑功能，降低患心脏、肺部和其他与衰老相关疾病的风险。全世界都需要政府制定政策来前瞻性地改善老年人的身体和认知活动的发展趋势，同时也需要提供改善健康饮食的政策。还需要采取社区和政策性的行动来增加终生身心活动的机会，加大老年人的社会参与力度，包括改善代际关系。

前瞻性的医疗保健方法将为人们的一生提供资源，以保持他们的健康并增强他们的四个储备因素。

前瞻性的医疗保健方法将为人们的一生提供资源，以保持他们的健康并增强他们的四个储备因素。这种想方设法预防疾病的医疗系统在道德和经济层面上都优于只在生病时才去考虑救治问题的医疗体系。提高国民的整体教育水平就是一个很好的例子，它可以预防许多疾病。也就是说，受教育程度相对较高的人患老年痴呆症、心脏病和多种癌症的风险较低。终身教育对降低整体健康和医疗费用有着巨大的好处。为老年人提供免费的公共交通服务也很有价值，这可以增加他们参加社会活

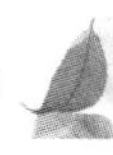

动的机会。在日本、中国和荷兰，许多老年人在自行车道的帮助下选择自行车出行。鼓励体育活动是一项明智的公共卫生措施。

公共政策也可以影响饮食方式，从而改善微生物群。税收和成本控制可以促进全麦面粉、糙米和其他高纤维食品（水果、蔬菜、豆类、坚果）的消费。还可以通过高税收政策减少糖、汽水、红肉、运动饮料、加工食品和快餐以及人造糖、香精和色素的消费。但在美国，这些政策肯定会受到攻击，因为这会被认为是政府越权的表现。然而，许多地区已经开始利用政府来影响人们的饮食习惯（例如价格支持、强化牛奶中的维生素D、进口限制、日本政府对大米生产的支持、美国对玉米的支持）。为什么不更进一步提倡健康饮食，多吃水果、蔬菜，多喝水，不喝苏打水呢？政府出台一些政策也可以减少杀虫剂的暴露以及空气和水的污染，因为这些都会对健康和微生物群产生负面影响，并增加阿尔茨海默病的风险。餐厅向顾客提供包括纤维含量在内的膳食信息也很有帮助。

正如我们所讨论的，生活方式会影响人生命周期各个阶段的健康。儿童时期是养成有益的饮食和运动习惯的最佳时期，应鼓励儿童参加有益于终身健康的一些运动，如跑步、散步、游泳和网球[118]。许多流行的受伤风险较高的运动过了中年就不能参加了。每1万名高中橄榄球运动员中，只有8人能够进入国家橄榄球联盟。很少有人能坚持打篮球到30多岁。头部受伤的风险是另一个重要问题（在第7章中讨论）。

个性化医疗与遗传学

掌握有关自身疾病风险的知识对公共卫生很有用。美国国立卫生研究院院长弗朗西斯·柯林斯把利用基因信息辅助医疗称为“个性化医疗”[179]。这是一个前景广阔的发展方向。然而，我反对个性化医疗需要基因信息的观点。个性化医疗是过去几百年来每个医生都应该做的事情！

医生应该知道患者是谁，以便评估问题所在并确定治疗方案。

医生应该知道患者是谁，以便评估问题所在并确定治疗方案。希波克拉底说过：“知道什么样的人得病比知道一个人得什么样的病更重要”。当然，有时基因信息会有所帮助。但是，了解病人的兴趣、能力和偏好现在就可以做到，而且是提高病人护理质量所必需的。

在未来10年内，对每个病人的整个基因组进行测序（全基因组测序）很有可能成为常规工作。这项工作被称为基因组学，这将有助于诊断、管理和评估疾病风险。基因型信息还有助于了解个体的药物敏感性和毒性的复杂性。通过全基因组测序，可以评估具有较大影响（如载脂蛋白E，见第11章）和较小影响的风险基因。这种多基因风险危害分析可以预测疾病的发生和发病年龄，但有可能存在的问题是，包括医生在内的许

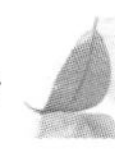

多人都很难理解这样一份报告所提供的信息。

令人担忧的是，人们正在进行的基因检测提供的是令人无法理解的复杂报告，目前的许多基因检测都是如此。另外，基因检测可能会揭示疾病风险的证据，从而引起不必要的焦虑（对公众和医疗服务提供者进行有关这些发展的教育至关重要）。

预测疾病风险的基因信息可能有助于促使人们更好地饮食和锻炼。然而，即使是阿尔茨海默病或帕金森病遗传风险低的人群仍然有可能患上这两种疾病，因为遗传风险低并不意味着不会患病。整天躺在沙发上看电视的人患心脏病、中风、阿尔茨海默病、帕金森病等的风险肯定会增加，不论他本来的基因信息有多么优良。

宏基因组学

在不久的将来，我们也可以获得有关微生物基因（宏基因组学）的信息。科学告诉我们，每个人都是无数微生物物种生态系统的家园。人们创造了一个新词来描述这个生态系统："全息生物"（holobiont），意思是宿主以及生活在宿主体内和周围的其他物种的集合体，它们共同构成了一个离散的生物单元。这意味着我们对生存本质的概念发生了革命性的变化。

肠道（包括口腔）中微生物DNA的信息（宏基因组）检测可能会成为常规。与个人DNA的全基因组测序类似，同样的问题也是微生物DNA的检测报告将很难被包括医生在内的许多人解读。口腔中异常的微生物群可以通过呼气测试检测出来，尿液中异常有机酸的检测和内毒素（细菌产物）的检测可以帮助我们了解健康状况。生物技术公司正在开发可以影响肠道细菌产生三甲胺的产品，以降低患心脏病和阿尔茨海默病的风险[75]。这些治疗分子和活菌（益生菌）只在肠道内发挥作用，不会进入血液，因此产生副作用的风险应该很低。

针对人类脑部疾病的药物可能会通过影响肠道细菌而起效。

这种治疗和预防疾病的方法是革命性的。针对人类脑部疾病的药物可能通过影响肠道细菌而起效。也就是说，治疗脑部疾病的新药可能不需要进入大脑，也不需要穿过血脑屏障或进入血液，它们可能通过对肠道细菌及其代谢产物的作用而产生疗效。多酚抑制肠道细菌中淀粉样蛋白聚集就是一个很好的例子[180]。目前正在开发的粪便微生物群移植，其中有确定的细菌群，从而无需再使用人体捐献者的粪便[181]。

目前世界范围内都在研究开发用作益生菌的定向细菌群。此外，促进有益细菌生长的益生元产品也在不断发展，肠道微生物作为药物来源的研究也在进行中。请记住，许多抗生素都是由微生物制造的，如青霉素。鉴于全球耐药微生物种群在快速增

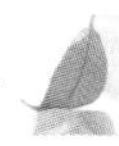

加，这些微生物产品的抗菌作用将逐渐成为治疗传染病的方法。

正如我们已经讨论过的，饮食是健康的关键，这是因为饮食不仅可以为身体代谢提供能量，还可以对微生物群产生影响。研究发现，饮食对微生物群的影响因人而异。目前正在开发个体化的分析方法，以便在提供饮食建议时考虑到这种个体差异。您可能很快就能得到专门针对您的“个体化营养”建议。

诊断

近年来，神经退行性疾病的神经影像学诊断有了长足的进步。现在，正电子发射断层扫描（PET）可以通过研究葡萄糖代谢、脑血流量、β-淀粉样蛋白和tau蛋白沉积以及白质束分析来发现阿尔茨海默病的迹象。阿尔茨海默病的早期症状可以在疾病出现明显症状前10～20年被检测出来。最近的研究表明，阿尔茨海默病患者脑部血液中的一种分子对诊断具有高度特异性和敏感性[182]。对脑脊液中的类似分子进行检测也很有帮助。另一项新进展是皮肤活检，目前正用于检测帕金森病。

这些研究存在的一个明显的问题是，与这些疾病相关的脑部变化在出现症状前的许多年可能就已经存在了。例如，在65岁以上认知能力正常的人中，约有三分之一的人大脑中存在与阿尔茨海默病相关的淀粉样蛋白沉积[183]。现在可以通过PET扫描检测到这一点。这可能表明，随着他们年龄的增长，就会逐渐发展成痴呆症。然而，我们无法确定到底什么时候会发展成痴呆症，而且许多脑部有阿尔茨海默病迹象的人可能会在出现认知障碍之前死于其他疾病。在缺乏有效疗法的情况下，我质疑这些检测是否具有临床价值，因为检测结果可能会引起人们不必要的担忧。而且，即使基因、血液检测和脑成像显示一个人患阿尔茨海默病的风险很低，健康的饮食和锻炼仍然很重要。

一位70岁的老人有轻微的记忆问题，PET扫描显示他的大脑中有淀粉样蛋白沉积。这可能是因为疾病已经在他的大脑中显示出征兆，假如他活到87岁，就有可能出现认知障碍。然而，大多数70岁的人活不到87岁，如果这个人在70岁时被告知有患阿尔茨海默病的可能性，他为此担心了漫长的17年，最后却从未患上痴呆症，那将是非常不幸的，可见扫描或验血得出的信息可能会造成不必要的压力。他在70岁时出现记忆问题可能完全是其他原因造成的。此外，大多数脑部有阿尔茨海默病发展迹象但没有认知障碍的人在发展成痴呆症之前就已经去世了[60,183]。

大多数脑部有阿尔茨海默病发展迹象但没有认知障碍的人在发展成痴呆症之前就已经去世了。

我认为，诊断测试的价值取决于它是否能帮助病人。在没

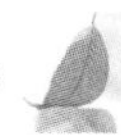

有治愈方法或真正有效的治疗方法之前，经诊断测试得知神经退行性病变正在发生可能没有价值，还可能产生负面影响。对于大脑中发现阿尔茨海默病早期症状的人来说尤其如此，他们的寿命有可能不会长到出现认知障碍。如果有了预防或改变病情的疗法，情况就会不同。到那时，关键就是要进行症状前检测，以便早期发现大脑中有阿尔茨海默病征兆的人，使他们能够得到适当的治疗。但是目前这种有效的治疗方法还不存在。

人工智能

随着科学技术的不断发展，人工智能的应用已经开始为人类健康服务。人工智能已被用作影像学研究的辅助工具。在某些情况下，人工智能的评估准确度已优于放射科医生。计算机应用将在协助病人与医生的互动方面发挥重要作用。诊室中的网络连接摄像头可以评估病人的言语、步态和姿态，还可以帮助进行诊断和疾病管理。理想的情况是，计算机系统将实现互联互通，以便每个医疗服务提供者都能获得病人的所有记录。我还希望能通过人工智能的进一步开发，帮助医生了解病人的活动、用药和饮食情况。

2020年，全球约45%的人口拥有智能手机。这些手机和其他可穿戴设备可用于检测声音、身体活动和睡眠周期的变化。触摸屏可以评估运动功能，并可用于检测评估心脏功能。智能手机可以帮助评估睡眠、抑郁和帕金森病。2020年的一项研究利用面部识别技术准确地识别了政治立场[184]。如果这项技术真的能够做到这一点，软件应该更容易根据人的面部成像和全身运动评估来协助医生进行诊断。

人工智能可以帮助增强身体的四个储备因素。

人工智能可以帮助增强身体的四个储备因素。人与机器人之间的互动正在成为人与人之间互动的替代品。机器人宠物已经被开发出来，比如一种小型毛绒玩具狗，可以把它抱着放在腿上，拍拍它就会微笑。这些设备和程序的开发者必须认识到，对于计算机知识有限的人来说，使用这些设备和程序的方法不应该设计得非常复杂。计算机应用程序还可以增加老年人的社会交往机会，帮助他们建立新的社会交往渠道。利用计算机发展友谊不应仅限于年轻人！

人机接口方面也取得了巨大进步，可以提供复杂的认知刺激，帮助人们增加认知储备。对于行动不便、有感官障碍和认知障碍的人来说，提供这些资源至关重要。语音识别软件还有助于参与者在不知道如何移动鼠标或选择计算机程序的情况下使用计算机资源。

想象一下现在养老院的活动室，基本的景象都是：有一群老年人正坐在椅子上，电视机正在播放着肥皂剧或游戏节目。但这种活动没有参与或互动的机会。最理想的情况是，养老院

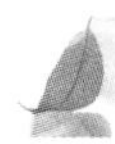

的工作人员如果知道住在这里的某个老年人曾经是油画家，可以为他提供参观肖像画廊或伦敦大英博物馆的互动机会。家庭、辅助生活设施和疗养院中的计算机应用可以促进认知和身体刺激，对所有四个储备因素都有益处。然而，技术的使用必须要适应老年人的特殊需求。长期以来，人工智能技术并没有关注老龄人群的需求。例如，交通控制中使用标志中的字母大小是基于年轻人的视觉能力，而没有考虑到老年司机视觉功能下降的情况。

人工智能在处理多药治疗（一人使用多种药物）方面也很有价值。自动给药系统可以帮助病人在正确的时间、以正确的剂量服药。这些信息可通过互联网转发给家庭成员和医疗专业人员。活动监测器可以评估患者的体力活动，并将数据传送给护理人员和医生。

我们希望公共政策和科学技术的进步能够帮助我们增强储备因素，帮助我们在年老时少得病并保持身体健康。

（谢俊杰）

第 27 章　我们的态度决定了我们能否把握好衰老的机遇

> 我们最大的自由是选择态度的自由。
>
> ——维克多·弗兰克尔，摘自《活出生命的意义》

“态度”一词有多种定义。《剑桥词典》将其定义为“一种由对某事或某人的感觉或看法而引起的行为方式”，而在《牛津在线英语词典》中，它被定义为“对思想对象有意采取的或习惯性的方式”。无论我们如何定义，态度都是我们天生被赋予的东西。正如精神病学家维克多·弗兰克尔所说，我们可以选择如何对待生活。

我们的态度在很大程度上取决于注意力放在了什么方面。如果我们的注意力集中在损失和遗憾上，我们的态度就会非常消极。如果我们的注意力集中在机遇上，比如衰老带来的机遇，我们的态度就会更加积极。这是最基本的日常选择。我们有必要认识到，注意力是形成我们态度的关键，而不仅仅是经验。正如第15章所述，威廉·詹姆斯认为注意力决定了大脑如何管理我们的经验，他说：“我的经验就是我愿意关注的东西”[135]。

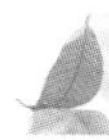

如果我们的注意力集中在机遇上，比如衰老带来的机遇，我们的态度就会更加积极。这是最基本的日常选择。

世界千姿百态，我们无法处理所有的感知。我们的注意力对于体验感受至关重要。而注意力集中在哪里决定了我们的人生观和态度。

我们的“态度”对生活领悟的重要性可以从“为什么当我们变老时，时间会流逝得更快？”这个问题中得到说明。当然，对时间的感知是一种神经学现象，与我们日常生活中的感官体验有关。我们无法直接感知时间的流逝，因为时间是一种抽象概念。我们感知的不是时间，而是时间中发生的事情。与年龄有关的多巴胺和其他重要神经递质的减少，可能会让人觉得随着年龄的增长，时间过得更快[185]。年轻人在日常生活中也可能比老年人经历更多的新奇事物。与前一天相比，每一天在我们生命中所占的时间会逐渐减少；一年是10岁儿童生命的10%，是50岁成人生命的2%。想想我们旅行时会发生什么：在一个新的地方，我们会遇到新的刺激，这些刺激比之前习惯的刺激需要更多的处理，因为没有变化或长期存在的刺激不会引起我们的注意。当我们在一个稳定的环境中时，经常会觉得时间过得很快，而在旅行中，你可能会觉得一周的时间就像一个月。

年龄越大，时间过得越快，这一现象提醒我们新奇、多样性和注意力的重要性。如果我们每天都在看电视节目的重播，那么神经系统受到的刺激就会很少。但是，如果去一个新的地方旅行，就会遇到新奇的事物。当然，旅行并不是体验新奇的唯一方式。所有的学习都是对新奇事物的探索，而丰富多彩的经历会增强神经系统（认知储备因素）以及其他储备因素的复原力。

注意力的运用至关重要。大脑有一个专门的系统来控制注意力的方向和强度，该系统涉及额叶以及大脑底部旧皮层的部分（称为脑干）。然而，大脑皮层的所有四个脑叶都参与了注意力的形成，而不仅仅是额叶。我们的注意力之所以如此强大，是因为无论现在还是过去，它都是我们生存的必要条件。

我们的态度取决于我们关注的对象。我们的注意力每天都在得到锻炼和练习，就像钢琴家经常弹奏音阶以保持技能一样。大脑不擅长处理多任务，注意力不能被分散以防降低处理质量，因此让大脑同时处理多项任务会导致大脑无法集中精力处理任何一件事情。多任务处理是一种谬论，即你的大脑可以同时做好两件事，其实不然，大脑能做到的只是快速来回切换，从而会影响工作效率，给人造成同时在做两件事的假象。

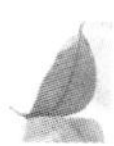

正确的注意力一定是“一心一意”的。也就是说，如果你在听别人讲话，就只管听，不要边听边准备发言。如果你正在外面散步，那你就认真感受世界。不要让后悔、恐惧和不满的想法占据你的头脑（也不要在散步时用耳机听最新的政治丑闻讨论）。威廉·詹姆斯曾说过：“对抗压力的最大武器是我们选择一种想法而不是另一种想法的能力。”

冥想是培养注意力的绝佳方式。当然，我们可以随时锻炼注意力，而不仅仅是在冥想时。关注在本质上是一种内在的快乐体验。登山者冒着生命危险在容易发生雪崩的危险斜坡上攀登，就是因为他们能够体验到注意力高度集中所带来的快乐。心理学家米哈里·西克森特米哈伊（Mihaly Csikszentmihalyi）认为，有目的的集中注意力会导致一种“流动”的状态，从而产生快乐和有意义的积极体验[186]。我们进化出了感受疼痛的能力，因为疼痛是一种警告，提醒我们身体可能受到了伤害；我们进化出了体验快乐的能力，因为这有助于长寿。注意力的有趣的本质有助于我们做好当下的事情。

注意力的有趣的本质有助于我们做好当下的事情。

我们关注的焦点必须包括我们自己以及这个世界。在詹姆斯·乔伊斯的《一个痛苦的案例》（收录于短篇小说集《都柏

林人》，1914年首次出版）中，他写道："达菲先生的生活与他的身体相距甚远。"与身体的分离可能涉及与自己的感觉、思想、情绪、认知和身份的分离。与身体分离也会导致与世界的分离。情绪与身体之间有着密切的关系[注14]。关注我们自己，包括身体，是非常重要的。

登山者因为不想在体验高度紧张带来的快乐的同时让自己跌下瀑布而丧命，所以他们会在日常生活中不必冒着死亡风险的时候来体验这种注意力带来的快乐，并锻炼自己的攀爬能力。同样，许多人也应该珍惜机会，通过对注意力的适当管理来培养对衰老的正确认知态度。我们的多种储备因素以及把握衰老机遇的能力，都可以通过关注行动改善生活的可能性而得到提高。

我喜欢女权主义作家克里斯蒂娜·克罗斯比提出的积极态度。她是这样来描述她如何应对创伤的："我不再是从前的我了——然而仔细想想，你也不是从前的你了。我们所有活着的人都不再是过去的我们，而是正在成为，一直在成为新的我们[188]。"这是多么重要的认识：认识到我们都在不断变化，一直在变为……，尽管面临着衰老的挑战。

这一生的"成为"过程在我们的掌控之中。用哲学家拉尔夫·沃尔多·爱默生的话说，"一个人整天在想什么，他就是什么"。衰老也是如此。衰老的质量与你整天在想什么、整天

[注14] 威廉·詹姆斯（William James）就此主题撰写了大量文章[187]。

在关注什么、身体整天在做什么、整天在吃什么、整天在受到什么伤害有关；也与你如何能够管理和增强你的认知、身体、心理和社会储备因素，从而随着年龄的增长达到并保持健康有关。

我们不能因为衰老是不可避免的，就不再付出任何行动来改变衰老的表现。

我们不能认为衰老是不可避免的，就不再付出任何行动来改变衰老的表现。我们活着的每一刻都是一个体验世界和自我的机会。每时每刻都是一个机遇，我们不应让它悄无声息地流逝。

将衰老视为一个机遇，有助于我们发现这样一个现实：我们的命运在很大程度上取决于我们的所作所为。关注发生在我们身上的事情可以增强我们所有的储备因素。饮食、体力和脑力活动以及社交和家庭关系都至关重要。我们通过增强这四种储备因素，就能增加我们在年老时保持健康的机会。

根据《在线词源词典》，“机会”一词由拉丁语“ob portum veniens”演变而来，意思是顺风进入港口。我们需要利用所有的顺风，尤其是那些有助于我们健康老龄化的顺风。四种储备因素的概念有助于我们管理好自己的风帆，从而在一生中聚集并利用顺风，从而找到并实现我们生命的意义。

我们需要利用所有的顺风，尤其是那些有助于我们健康老龄化的顺风。

（韩战营）

致　谢

写这本书的想法源于几十年来我与病人、家人、亲戚和朋友就衰老问题进行的讨论。如果没有我的妻子希瓦妮·南迪（Shivani Nandi）给予我的宝贵帮助和支持，这本书是不可能完成的。自1999年以来，她每天都是我生活的幸福中心。她的鼓励和理性思考对本书的进展和完成至关重要。我也永远感谢我的父亲格拉迪斯·弗里德兰（Gladys Friedland）和母亲亚伯拉罕·弗里德兰（Abraham Friedland）对学习的热爱，是他们教会了我独立思考。我敬畏姨妈索菲亚·斯特朗（Sophia Strong）不屈不挠的精神，她在92岁时出版了一本关于在战后去日本旅行的书，并在93岁时学习了天体物理学课程。

我非常感谢莫里斯·本德（Morris B. Bender）和埃德温·韦恩斯坦（Edwin A. Weinstein）对我的悉心指导，本德向我灌输了倾听病人心声的重要性，韦恩斯坦则教会了我语言在思想中的作用。我还有幸与许多护士和执业护士共事，尤其是帕梅拉·雷切特（Pamela Reichelt）和凯茜·贝丝（Cathy Bays），她们为病人提供了体贴入微的护理，这些工作堪称楷模，我对此深表感谢并深感惭愧。凯丽·雷梅尔（Kerri Remmel）一直支持和鼓励我的事业，对此我深表感激。感谢Jignesh Shah，Demetra Antimisiaris和Qi Dai对本书早期版本的建议。

我还深深感谢剑桥大学出版社的Anna Whiting，Zoë Lewin和Ruth Boyes以及编辑Todd Melby的悉心帮助。我还要感谢平面设计师希瑟·琼斯（Heather Jones）为本书做出的贡献。如果没有路易斯维尔大学、爱德华·福特三世家族、沃尔特·考恩、V.V. 库克基金会、迈克尔·福克斯帕金森病研究基金会、梅森和陆克文家族、肯塔基科学与工程基金会以及犹太卓越遗产基金的支持，我的研究工作就不可能完成，这些支持为我奠定了本书的基础。

术语表

衰老：变老的过程或状况。

认知：“认识的行为或能力；知识、意识；对某一主题的了解。”（《牛津在线词典》）

谵妄：以幻觉、妄想、迷失方向、意识障碍为特征的意识障碍，通常表现为躁动；通常突然发作。

妄想：固定的错误信念，通常是与现实相反的迫害（偏执狂）或自大。

痴呆症：一种临床综合征，并不是指一种特定的疾病，以记忆力减退和其他认知障碍为特征，如找路、语言、感知、抽象、计算、行为、空间任务、情感和推理困难。痴呆症通常起病缓慢，但并非总是如此。

依赖：“一直需要某物或某人的状态，尤其是为了继续生存或运营。”（《剑桥词典》）

菌群失调：体内微生物种群或数量异常，可能是由于缺乏多样性或群落成员增减所致。

表观遗传学：研究生物体内不涉及核苷酸序列变化的DNA修饰。

基因组学：对基因的研究。基因组是生物体所有DNA和基因的完整集合。

老年学：对动物和人类衰老的生物、社会、心理和认知方面的科学研究。

幻觉：看似真实、实则不然的感官体验。它们可能涉及五种感官中的任何一种。

全息生物（holobiont）：由宿主和生活在宿主体内或表面的其他物种组成的群体，形成一个生物单位。

内稳态："一个生物的有机体、细胞或群体在周围环境发生变化的情况下仍能保持体内状态不变的能力或趋势，或内部平衡状态。"（《剑桥词典》）

炎症性衰老：随着自然衰老过程而出现的免疫系统激活。

炎症：身体对外来生物入侵的反应以及修复损伤的能力。

相互依赖："彼此依赖的事实。"（《剑桥词典》）

磁共振成像（MRI）：一种利用强磁场和无线电波生成人体解剖图像的医学成像技术。

药物依从性：一个人遵从医疗服务提供者的用药建议的程度。

宏基因组学：直接从环境样品中提取全部微生物的DNA，构建宏基因组文库的研究。

微生物组：生物体内和周围环境中微生物（包括细菌、真菌、病毒等）总体的遗传信息和基因组成的集合。

微生物群：生活在我们体内、体表和体腔内的微生物。它们由细菌、病毒、寄生虫和真菌组成。

小胶质细胞：大脑中免疫系统的主要细胞，负责维持平衡，为大脑提供了一个高度动态和高效的监测系统。

错误折叠：当蛋白质采用不正确的三维结构时，可能会阻碍蛋白质发挥作用，并可能使其产生毒性作用。

神经退行性疾病：一种细胞和功能丧失的神经系统疾病。这种疾病起病缓慢，呈进行性发展，可能遗传也可能不遗传，可能有也可能没有有效的疗法，包括阿尔茨海默病、帕金森病、肌萎缩侧索硬化症等。

病原体：导致疾病的病原体（如天花）。

发病机制：疾病的发生和维持过程。

可塑性：柔软到足以改变成新形状的特性，生物系统改变的能力。

多药：经常使用五种或五种以上的药物。

蛋白质折叠：蛋白质形成三维结构的过程。

储备："为特定目的或时间保留某物"（《剑桥词典》）（拉丁语：reservare。保留，保存）。

复原力："遇到问题后能迅速恢复到以前良好状态的能力"。（《剑桥词典》）

健康本源学：是一门研究人类健康的学科，它探究的是人类健康的本源，即人类健康的起源和发展（拉丁语：salus，健康；genere，创造）。

共生体：一种生物与另一种生物共生，彼此受益。

共生（或互利共生）：两种生物之间的联系，双方都能从中获益，例如生活在大型动物附近的鸟类，它们负责吃掉大型动物皮肤上的昆虫。

耐受：一种对特定生物或蛋白质缺乏反应的活跃状态，以减少潜在的破坏性免疫反应。也称为免疫耐受。

参考文献

1. Bernard C. Lectures on the Phenomena of Life Common to Animals and Plants. Charles C Thomas Publishing; 1974.
2. Franceschi C, Garagnani P, Parini P, Giuliani C, Santoro A. Inflammaging: a new immune-metabolic viewpoint for age-related diseases. Nat Rev Endocrinol. 2018;14（10）:576–90.
3. Lorch M. Language and memory disorder in the case of Jonathan Swift: considerations on retrospective diagnosis.Brain. 2006;129（Pt 11）:3127–37.
4. Antonovsky A. Health, Stress and Coping. Jossey-Bass Publishing; 1979.
5. Garmany A, Yamada S, Terzic A. Longevity leap: mind the healthspan gap. NPJ Regen Med. 2021;6（1）:57.
6. North BJ, Sinclair DA. The intersection between aging and cardiovascular disease. Circ Res. 2012;110（8）:1097–108.
7. Livingston G, Huntley J, Sommerlad A, et al Dementia prevention, intervention, and care: 2020 report of the Lancet Commission. Lancet. 2020;396（10248）:413–46.
8. Fratiglioni L, Marseglia A, Dekhtyar S. Ageing without dementia: can stimulating psychosocial and lifestyle experiences make a difference? Lancet Neurol.2020;19（6）:533–43.
9. Baker GT, Martin GR, Molecular and biologic factors in aging: the origins, causes, and prevention of senescence. In Geriatric Medicine, 3rd ed. Cassel CK , Cohen HJ, Larson LB, et al （eds.）, Springer Verlag; 1997, pp. 3–28,
10. Rowe JW, Kahn RL. Human aging: usual and successful.Science. 1987;237（4811）:143–9.

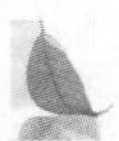

11. Schott JM. The neurology of ageing: what is normal? Pract Neurol. 2017;17（3）:172–82.

12. Soldan A, Pettigrew C, Albert M. Cognitive reserve from the perspective of preclinical Alzheimer disease: 2020 update.Clin Geriatr Med. 2020;36（2）:247–63.

13. Klein RS. On complement, memory, and microglia. N Engl J Med. 2020;382（21）:2056–8.

14. Baudisch A. Inevitable Aging?: Contributions to Evolutionary Demographic Theory. Springer; 2008.

15. Barulli D, Stern Y. Efficiency, capacity, compensation, maintenance, plasticity: emerging concepts in cognitive reserve. Trends Cogn Sci. 2013;17（10）:502–9.

16. Gonneaud J, Bedetti C, Pichet Binette A, et al Association of education with Abeta burden in preclinical familial and sporadic Alzheimer disease. Neurology. 2020;95（11）:e1554–64.

17. Friedland RP, Fritsch T, Smyth KA, et al Patients with Alzheimer's disease have reduced activities in midlife compared with healthy control-group members. Proc Natl Acad Sci U S A. 2001;98（6）:3440–5.

18. Mortimer JA, Borenstein AR, Gosche KM, Snowdon DA. Very early detection of Alzheimer neuropathology and the role of brain reserve in modifying its clinical expression. J Geriatr Psychiatry Neurol. 2005;18（4）:218–23.

19. Ganz AB, Beker N, Hulsman M, et al Neuropathology and cognitive performance in self-reported cognitively healthy centenarians. Acta Neuropathol Commun. 2018;6（1）:64.

20. Snowdon D. Aging with Grace: What the Nun Study Teaches Us about Leading Longer, Healthier, and More Meaningful Lives.Bantam; 2002.

21. Snowdon DA, Greiner LH, Mortimer JA, et al Brain infarction and the clinical expression of Alzheimer disease. The Nun Study. JAMA. 1997;277（10）:813–7.

22. Oveisgharan S, Wilson RS, Yu L, Schneider JA, Bennett DA. Association

of early-life cognitive enrichment with Alzheimer disease pathological changes and cognitive decline. JAMA Neurol. 2020;77（10）:1217–24.

23. Pulido RS, Munji RN, Chan TC, et al Neuronal activity regulates blood–brain barrier efflux transport through endothelial circadian genes. Neuron. 2020;108（5）:937–52.e7.

24. Hobson P, Lewis A, Nair H, Wong S, Kumwenda M. How common are neurocognitive disorders in patients with chronic kidney disease and diabetes? Results from a crosssectional study in a community cohort of patients in North Wales, UK. BMJ Open. 2018;8（12）:e023520.

25. Evans IEM, Llewellyn DJ, Matthews FE, et al Social isolation, cognitive reserve, and cognition in healthy older people. PLoS One. 2018;13（8）:e0201008.

26. Dafsari FS, Jessen F. Depression: an underrecognized target for prevention of dementia in Alzheimer's disease. Transl Psychiatry. 2020;10（1）:160.

27. Aizenstein HJ, Nebes RD, Saxton JA, et al Frequent amyloid deposition without significant cognitive impairment among the elderly. Arch Neurol. 2008;65（11）:1509–17.

28. Krystal H. Integration and Self Healing: Affect, Trauma, Alexithymia. The Analytic Press; 1988.

29. Erikson EH. Identity and the Life Cycle. W. W. Norton & Company; 1994.

30. Wilson RS, Krueger KR, Arnold SE, et al Loneliness and risk of Alzheimer disease. Arch Gen Psychiatry. 2007;64（2）:234–40.

31. Berry W. Another Turn of the Crank: Essays. Counterpoint; 1995.

32. Bennett DA, Schneider JA, Tang Y, Arnold SE, Wilson RS.The effect of social networks on the relation between Alzheimer's disease pathology and level of cognitive function in old people: a longitudinal cohort study. Lancet Neurol.2006;5（5）:406–12.

33. Wang HS. Dementia in old age. Contemp Neurol Ser.1977;15:15–27.

34. Friedland RP, Nandi S. A modest proposal for a longitudinal study of

dementia prevention （with apologies to Jonathan Swift, 1729）. J Alzheimers Dis. 2013;33（2）:313–5.

35. Cobb M. The Idea of the Brain: The Past and Future of Neuroscience. Basic Books; 2020.

36. Fine I, Park JM. Blindness and human brain plasticity. Annu Rev Vis Sci. 2018;4:337–56.

37. Maguire EA, Nannery R, Spiers HJ. Navigation around London by a taxi driver with bilateral hippocampal lesions. Brain. 2006;129（Pt 11）:2894–907.

38. Yong E. How Brain Scientists Forgot That Brains Have Owners. The Atlantic; 2017.

39. Bennett J. On Human Origins, Spirituality and the Meaning of Life. Friesen Press; 2021, p. 235.

40. Schulte BPM. John Hughlings Jackson. In Eling P （ed.）, Reader in the History of Aphasia. Benjamins; 1994, pp. 133–67.

41. Jackson JH. BMJ. 1884;I:662.

42. Badimon A, Strasburger HJ, Ayata P, et al Negative feedback control of neuronal activity by microglia. Nature. 2020;586（7829）:417–23.

43. Buffington SA, Di Prisco GV, Auchtung TA, et al Microbial reconstitution reverses maternal diet-induced social and synaptic deficits in offspring. Cell. 2016;165（7）:1762–75.

44. Li Q, Barres BA. Microglia and macrophages in brain homeostasis and disease. Nat Rev Immunol. 2018;18（4）:225–42.

45. Vuong HE, Pronovost GN, Williams DW, et al The maternal microbiome modulates fetal neurodevelopment in mice. Nature. 2020;586（7828）:281–6.

46. Strittmatter A, Sunde U, Zegners D. Life cycle patterns of cognitive performance over the long run. Proc Natl Acad Sci U S A. 2020;117（44）:27255–61.

47. Davidow Hirshbein L. William Osler and The Fixed Period: conflicting medical and popular ideas about old age. Arch Intern Med. 2001;161

（17）:2074–8.

48. Gravitz L. The forgotten part of memory. Nature. 2019;571（7766）:S12–S14.

49. Fishman E. Risk of developing dementia at older ages in the United States. Demography. 2017;54（5）:1897–919.

50. Association Association. Alzheimer's disease facts and figures. Alzheimer's Association Report. Alzheimer's Association, March 10, 2020. doi: https://doi.org/10.1002/ alz.12068.

51. Kalaria RN, Maestre GE, Arizaga R, et al Alzheimer's disease and vascular dementia in developing countries: prevalence, management, and risk factors. Lancet Neurol. 2008;7（9）:812– 26.

52. Barnes LL. Alzheimer disease in African American individuals: increased incidence or not enough data? Nat Rev Neurol.2022;18（1）:56–62.

53. Engstrom EJ, Burgmair W, Weber MM. Emil Kraepelin's "selfassessment": clinical autography in historical context. Hist Psychiatry. 2002;13（49 Pt 1）: 89–119.

54. Freyhan FA, Woodford RB, Kety SS. Cerebral blood flow and metabolism in psychoses of senility. J Nerv Ment Dis. 1951;113（5）:449–56.

55. Katzman R. Editorial: The prevalence and malignancy of Alzheimer disease. A major killer. Arch Neurol. 1976;33（4）: 217–8.

56. Friedland RP, Chapman MR. The role of microbial amyloid in neurodegeneration. PLoS Pathog. 2017;13（12）:e1006654.

57. Friedland RP. Mechanisms of molecular mimicry involving the microbiota in neurodegeneration. J Alzheimers Dis. 2015;45（2）:349–62.

58. Ayres JS. The biology of physiological health. Cell. 2020;181（2）:250–69.

59. Ayres JS, Schneider DS. Tolerance of infections. Annu Rev Immunol. 2012;30:271–94.

60. Espay A, Stecher B. Brain Fables: The Hidden History of Neurodegenerative Diseases and a Blueprint to Conquer Them.

Cambridge University Press; 2020, pp. 111–23.

61. Levine DA, Gross AL, Briceno EM, et al Association between blood pressure and later-life cognition among black and white individuals. JAMA Neurol. 2020;77（7）:810–9.
62. Frisoni GB, Molinuevo JL, Altomare D, et al Precision prevention of Alzheimer's and other dementias: anticipating future needs in the control of risk factors and implementation of disease-modifying therapies. Alzheimers Dement. 2020;16（10）:1457–68.
63. Xu W, Tan L, Wang HF, et al Education and risk of dementia: dose-response meta-analysis of prospective cohort studies. Mol Neurobiol. 2016;53（5）:3113–23.
64. Fink HA, Linskens EJ, MacDonald R, et al Benefits and harms of prescription drugs and supplements for treatment of clinical Alzheimer-type dementia. Ann Intern Med. 2020;172（10）:656–68.
65. Kurlawala Z, Roberts JA, McMillan JD, Friedland RP. Diazepam toxicity presenting as a dementia disorder. J Alzheimers Dis. 2018;66（3）:935–8.
66. Friedland RP. "Normal"-pressure hydrocephalus and the saga of the treatable dementias. JAMA. 1989;262（18）: 2577–81.
67. Ohnmacht J, May P, Sinkkonen L, Kruger R. Missing heritability in Parkinson's disease: the emerging role of non-coding genetic variation. J Neural Transm （Vienna）. 2020;127（5）:729–48.
68. Kummer BR, Diaz I, Wu X, et al Associations between cerebrovascular risk factors and Parkinson disease. Ann Neurol. 2019;86（4）:572–81.
69. Ingre C, Roos PM, Piehl F, Kamel F, Fang F. Risk factors for amyotrophic lateral sclerosis. Clin Epidemiol. 2015;7: 181–93.
70. Einstein A. On the Method of Theoretical Physics. Lecture delivered at Oxford, June 10, 1933.
71. Gorelick PB, Scuteri A, Black SE, et al Vascular contributions to cognitive impairment and dementia: a statement for healthcare professionals from the American Heart Association/American Stroke

Association. Stroke. 2011;42（9）:2672–713.
72. Gu Y, Gutierrez J, Meier IB, et al Circulating inflammatory biomarkers are related to cerebrovascular disease in older adults. Neurol Neuroimmunol Neuroinflamm. 2019;6（1）:e521.
73. Tonomura S, Ihara M, Kawano T, et al Intracerebral hemorrhage and deep microbleeds associated with cnmpositive Streptococcus mutans: a hospital cohort study. Sci Rep. 2016;6:20074.
74. Tonomura S, Ihara M, Friedland RP. Microbiota in cerebrovascular disease: a key player and future therapeutic target. J Cereb Blood Flow Metab. 2020;40（7）:1368–80.
75. Tang WH, Wang Z, Levison BS, et al Intestinal microbial metabolism of phosphatidylcholine and cardiovascular risk. N Engl J Med. 2013;368（17）:1575–84.
76. Gajdusek DC, Gibbs CJ, Alpers M. Experimental transmission of a kuru-like syndrome to chimpanzees. Nature. 1966;209（5025）:794–6.
77. Friedland RP, Petersen RB, Rubenstein R. Bovine spongiform encephalopathy and aquaculture. J Alzheimers Dis. 2009;17（2）:277–9.
78. Stern RA, Riley DO, Daneshvar DH, et al Long-term consequences of repetitive brain trauma: chronic traumatic encephalopathy. 2011;3（10 Suppl 2）:S460–7.
79. Darwin C, Origin of Species, second British edition; 1860, p. 3.
80. Leshem A, Liwinski T, Elinav E. Immune-microbiota interplay and colonization resistance in infection. Mol Cell. 2020;78（4）:597–613.
81. Differding MK, Mueller NT. Human milk bacteria: seeding the infant gut? Cell Host Microbe. 2020;28（2）:151–3.
82. Liu Q, Liu Q, Meng H, et al Staphylococcus epidermidis contributes to healthy maturation of the nasal microbiome by stimulating antimicrobial peptide production. Cell Host Microbe. 2020;27（1）:68–78 e5.
83. Faraco G, Hochrainer K, Segarra SG, et al Dietary salt promotes cognitive impairment through tau phosphorylation. Nature. 2019;574（7780）:686–90.

84. Kimura I, Miyamoto J, Ohue-Kitano R, et al Maternal gut microbiota in pregnancy influences offspring metabolic phenotype in mice. Science. 2020;367（6481）: eaaw8429.

85. D'Aquila P, Carelli LL, De Rango F, Passarino G, Bellizzi D. Gut microbiota as important mediator between diet and DNA methylation and histone modifications in the host. Nutrients. 2020;12（3）:597.

86. Finlay BB, CFIR Humans & the Microbiome: Are noncommunicable diseases communicable? Science. 2020;367（6475）:250–1.

87. Glowacki RWP, Martens EC. In sickness and health: effects of gut microbial metabolites on human physiology. PLoS Pathog. 2020;16（4）:e1008370.

88. Itzhaki RF. A turning point in Alzheimer's disease: microbes matter. J Alzheimers Dis. 2019;72（4）:977–80.

89. Dominy SS, Lynch C, Ermini F, et al Porphyromonas gingivalis in Alzheimer's disease brains: evidence for disease causation and treatment with small-molecule inhibitors. Sci Adv. 2019;5（1）:eaau3333.

90. O'Keefe SJ, Li JV, Lahti L, et al Fat, fibre and cancer risk in African Americans and rural Africans. Nat Commun. 2015;6:6342.

91. Kohler W. Dynamics in Psychology, Retention and Recall. Liveright Publishing Corp.; 1940, pp. 115–6.

92. Friedland RP, McMillan JD, Kurlawala Z. What are the molecular mechanisms by which functional bacterial amyloids influence amyloid beta deposition and neuroinflammation in neurodegenerative disorders? Int J Mol Sci. 2020;21（5）:1652.

93. Kowalski K, Mulak A. Brain–gut–microbiota axis in Alzheimer's disease. J Neurogastroenterol Motil. 2019;25（1）: 48–60.

94. Kim S, Kwon SH, Kam TI, et al Transneuronal propagation of pathologic α-synuclein from the gut to the brain models Parkinson's disease. Neuron. 2019;103（4）:627–641.e7.

95. Xue QL. The frailty syndrome: definition and natural history. Clin Geriatr Med. 2011;27（1）:1–15.

96. Claesson MJ, Jeffery IB, Conde S, et al Gut microbiota composition correlates with diet and health in the elderly. Nature. 2012;488（7410）:178–84.

97. Friedland RP, Haribabu B. The role for the metagenome in the pathogenesis of COVID-19. EBioMedicine. 2020;61:103019.

98. Alexander M, Turnbaugh PJ. Deconstructing mechanisms of diet–microbiome–immune interactions. Immunity. 2020;53（2）:264–76.

99. Wene-Batu P, Bisimwa G, Baguma M, et al Long-term effects of severe acute malnutrition during childhood on adult cognitive, academic and behavioural development in African fragile countries: the Lwiro cohort study in Democratic Republic of the Congo. PLoS One. 2020;15（12）:e0244486.

100. Slade K, Plack CJ, Nuttall HE. The effects of age-related hearing loss on the brain and cognitive function. Trends Neurosci. 2020;43（10）:810–21.

101. Knopman DS, Roberts RO. Healthy young hearts sharper older minds make. Ann Neurol. 2013;73（2）:151–2.

102. Llewellyn DJ, Langa KM, Friedland RP, Lang IA. Serum albumin concentration and cognitive impairment. Curr Alzheimer Res. 2010;7（1）:91–6.

103. Chrischilles E, Schneider K, Wilwert J, et al Beyond comorbidity: expanding the definition and measurement of complexity among older adults using administrative claims data. Med Care. 2014;52（Suppl 3）:S75–84.

104. Nesse RM. Why We Get Sick: The New Science of Darwinian Medicine. Vintage; 1996.

105. Lasselin J. Back to the future of psychoneuroimmunology: studying inflammation-induced sickness behavior. Brain Behav Immun Health. 2021;18:100379.

106. Song H, Sieurin J, Wirdefeldt K, et al Association of stress-related disorders with subsequent neurodegenerative diseases. JAMA Neurol.

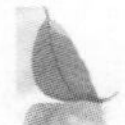

2020;77（6）:700–9.

107. Krystal H. The aging survivor of the holocaust. Integration and self-healing in posttraumatic states. J Geriatr Psychiatry. 1981;14（2）:165–89.

108. Zhou XL, Wang LN, Wang J, Shen XH, Zhao X. Effects of exercise interventions for specific cognitive domains in old adults with mild cognitive impairment: a protocol of subgroup meta-analysis of randomized controlled trials. Medicine（Baltimore）. 2018;97（48）:e13244.

109. Bissell MJ. Asking the question of why. Cell. 2020;181（3）: 503–6.

110. Farrer LA, Cupples LA, Haines JL, et al Effects of age, sex, and ethnicity on the association between apolipoprotein E genotype and Alzheimer disease. A meta-analysis. APOE and Alzheimer Disease Meta Analysis Consortium. JAMA. 1997;278（16）:1349–56.

111. Scheltens P, Blennow K, Breteler MM, et al Alzheimer's disease. Lancet. 2016;388（10043）:505–17.

112. Tran TTT, Corsini S, Kellingray L, et al APOE genotype influences the gut microbiome structure and function in humans and mice: relevance for Alzheimer's disease pathophysiology. FASEB J. 2019;33（7）:8221–31.

113. Konijnenberg E, Tomassen J, den Braber A, et al Onset of preclinical Alzheimer disease in monozygotic twins. Ann Neurol. 2021;89（5）:987–1000.

114. Daviglus ML, Bell CC, Berrettini W, et al NIH State-of-theScience Conference statement: preventing Alzheimer's disease and cognitive decline. NIH Consens State Sci Statements. 2010;27（4）:1–30.

115. Daviglus ML, Plassman BL, Pirzada A, et al Risk factors and preventive interventions for Alzheimer disease: state of the science. Arch Neurol. 2011;68（9）:1185–90.

116. National Academies of Sciences, Engineering, and Medicine; Health and Medicine Division; Board on Health Sciences Policy; Committee

on Preventing Dementia and Cognitive Impairment. Preventing Cognitive Decline and Dementia: A Way Forward. Downey A, Stroud C, Landis S, Leshner AI （eds.）, National Academies Press; 2017.

117. Yu JT, Xu W, Tan CC, et al Evidence-based prevention of Alzheimer's disease: systematic review and meta-analysis of 243 observational prospective studies and 153 randomised controlled trials. J Neurol Neurosurg Psychiatry. 2020; 91（11）:1201–9.

118. Friedland RP, Brayne C. What does the pediatrician need to know about Alzheimer disease? J Dev Behav Pediatr. 2009;30（3）:239–41.

119. Hurley D. Grandma's experiences leave a mark on your genes. Discover. 2015; June 25.

120. Gilbert J, Knight R. Dirt Is Good: The Advantage of Germs for Your Child's Developing Immune System. St. Martin's Press; 2017.

121. Norton S, Matthews FE, Barnes DE, Yaffe K, Brayne C. Potential for primary prevention of Alzheimer's disease: an analysis of population-based data. Lancet Neurol. 2014;13（8）:788–94.

122. Kovari E, Herrmann FR, Bouras C, Gold G. Amyloid deposition is decreasing in aging brains: an autopsy study of 1,599 older people. Neurology. 2014;82（4）:326–31.

123. Wu YT, Beiser AS, Breteler MMB, et al The changing prevalence and incidence of dementia over time: current evidence. Nat Rev Neurol. 2017;13（6）:327–39.

124. United States Census Bureau. Current Population Survey （CPS）. 2021; December 14.

125. Krell-Roesch J, Syrjanen JA, Bezold J, et al Physical activity and trajectory of cognitive change in older persons: Mayo Clinic Study of Aging. J Alzheimers Dis. 2021;79（1）: 377–88.

126. Wilson EO. Biophilia. Harvard University Press; 1984.

127. Borenstein A, Mortimer J. Alzheimer's Disease: Life Course Perspectives on Risk Reduction. Academic Press; 2016.

128. Jung MS, Chung E. Television viewing and cognitive dysfunction of

Korean older adults. Healthcare（Basel）. 2020;8（4）:547.

129. Kehler DS, Hay JL, Stammers AN, et al A systematic review of the association between sedentary behaviors with frailty. Exp Gerontol. 2018;114:1–12.

130. Takagi H, Hari Y, Nakashima K, Kuno T, Ando T, Group A. Meta-analysis of the relation of television-viewing time and cardiovascular disease. Am J Cardiol. 2019;124（11）: 1674–83.

131. Gallucci M, Mazzarolo AP, Focella L, et al 'Camminando e leggendo … "Ricordo"（walking and reading … I remember）: prevention of frailty through the promotion of physical activity and reading in people with mild cognitive impairment. Results from the TREDEM Registry. J Alzheimers Dis. 2020;77（2）:689–99.

132. Smyth KA, Fritsch T, Cook TB, et al Worker functions and traits associated with occupations and the development of AD. Neurology. 2004;63（3）:498–503.

133. Budson AE, O'Connor MK. Seven Steps to Managing Your Memory: What's Normal, What's Not, and What to Do About It. Oxford University Press; 2017.

134. Kornfield J. A Path with Heart: A Guide through the Perils and Promises of Spiritual Life. Bantam; 1993.

135. James W. The Selected Letters of William James. Anchor Books; 1993.

136. Schanche E, Vollestad J, Visted E, et al The effects of mindfulness-based cognitive therapy on risk and protective factors of depressive relapse: a randomized wait-list controlled trial. BMC Psychol. 2020;8（1）:57.

137. Barusch AS. Love Stories of Later Life: A Narrative Approach to Understanding Romance. Oxford University Press; 2008.

138. Gunak MM, Billings J, Carratu E, et al Post-traumatic stress disorder as a risk factor for dementia: systematic review and meta-analysis. Br J Psychiatry. 2020;217（5）:600–8.

139. Barthelemy NR, Liu H, Lu W, et al Sleep deprivation affects tau

phosphorylation in human cerebrospinal fluid. Ann Neurol. 2020;87（5）:700–9.

140. Cascella M, Bimonte S, Barbieri A, et al Dissecting the mechanisms and molecules underlying the potential carcinogenicity of red and processed meat in colorectal cancer （CRC）: an overview on the current state of knowledge. Infect Agent Cancer. 2018;13:3.

141. Aune D, Keum N, Giovannucci E, et al Whole grain consumption and risk of cardiovascular disease, cancer, and all cause and cause specific mortality: systematic review and dose–response meta-analysis of prospective studies. BMJ. 2016;353:i2716.

142. School of Public Health UoW. The Anti-Inflammatory Lifestyle. School of Medicine and Public Health, University of Wisconsin-Madison, 2018, p. 12.

143. Enders G. Gut: The Inside Story of Our Body's Most Underrated Organ. Greystone Books; 2018.

144. Shaikh FY, Sears CL. Messengers from the microbiota. Science. 2020;369（6510）:1427–8.

145. Swaminathan S, Dehghan M, Raj JM, et al Associations of cereal grains intake with cardiovascular disease and mortality across 21 countries in Prospective Urban and Rural Epidemiology study: prospective cohort study. BMJ. 2021;372:m4948.

146. Glenn AJ, Lo K, Jenkins DJA, et al Relationship between a plant-based dietary portfolio and risk of cardiovascular disease: findings from the Women's Health Initiative Prospective Cohort Study. J Am Heart Assoc. 2021;10（16）:e021515.

147. Kaplan A, Zelicha H, Meir AY, et al The effect of a highpolyphenol Mediterranean diet （GREEN-MED） combined with physical activity on age-related brain atrophy: the DIRECT PLUS randomized controlled trial. Am J Clin Nutr. 2022. doi: 10.1093/ajcn/nqac001.

148. Keenan TD, Agron E, Mares JA, et al Adherence to a Mediterranean diet and cognitive function in the Age-Related Eye Disease Studies 1

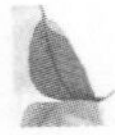

& 2. Alzheimers Dement. 2020;16（6）:831–42.

149. Harari Y. Homo Deus: A Brief History of Tomorrow. Harper; 2017.

150. Yin J, Zhu Y, Malik V, et al Intake of sugar-sweetened and low-calorie sweetened beverages and risk of cardiovascular disease: a meta-analysis and systematic review. Adv Nutr. 2021;12（1）:89–101.

151. Chong CP, Shahar S, Haron H, Din NC. Habitual sugar intake and cognitive impairment among multi-ethnic Malaysian older adults. Clin Interv Aging. 2019;14:1331–42.

152. United Brain Association. How sugar affects the brain. Available from: https://unitedbrainassociation.org/2020/06/28/ how-sugar-affects-the-brain/.

153. Charisis S, Ntanasi E, Yannakoulia M, et al Diet inflammatory index and dementia incidence: a population-based study. Neurology. 2021;97（24）:e2381–91.

154. Shishtar E, Rogers GT, Blumberg JB, Au R, Jacques PF. Longterm dietary flavonoid intake and risk of Alzheimer disease and related dementias in the Framingham Offspring Cohort. Am J Clin Nutr. 2020;112（2）:343–53.

155. Neelakantan N, Seah JYH, van Dam RM. The effect of coconut oil consumption on cardiovascular risk factors: a systematic review and meta-analysis of clinical trials. Circulation. 2020;141（10）:803–14.

156. Seshadri S, Beiser A, Selhub J, et al Plasma homocysteine as a risk factor for dementia and Alzheimer's disease. N Engl J Med. 2002;346（7）:476–83.

157. Blacher E, Bashiardes S, Shapiro H, et al Potential roles of gut microbiome and metabolites in modulating ALS in mice. Nature. 2019;572（7770）:474–80.

158. Green KN, Steffan JS, Martinez-Coria H, et al Nicotinamide restores cognition in Alzheimer's disease transgenic mice via a mechanism involving sirtuin inhibition and selective reduction of Thr231-phosphotau. J Neurosci. 2008;28（45）:11500–10.

159. Liebler DC. The role of metabolism in the antioxidant function of vitamin E. Crit Rev Toxicol. 1993;23（2）:147–69.

160. Chen F, Du M, Blumberg JB, et al Association among dietary supplement use, nutrient intake, and mortality among US adults: a cohort study. Ann Intern Med. 2019;170（9）:604–13.

161. Kirichenko TV, Sukhorukov VN, Markin AM, et al. Medicinal plants as a potential and successful treatment option in the context of atherosclerosis. Front Pharmacol.2020;11:403.

162. Fiala M, Liu PT, Espinosa-Jeffrey A, et al Innate immunity and transcription of MGAT-III and Toll-like receptors in Alzheimer's disease patients are improved by bisdemethoxycurcumin. Proc Natl Acad Sci U S A. 2007;104（31）:12849–54.

163. Yamasaki TR, Ono K, Ho L, Pasinetti GM. Gut microbiomemodified polyphenolic compounds inhibit alpha-synuclein seeding and spreading in alpha-synucleinopathies. Front Neurosci. 2020;14:398.

164. Noguchi-Shinohara M, Yuki S, Dohmoto C, et al. Consumption of green tea, but not black tea or coffee, is associated with reduced risk of cognitive decline. PLoS One. 2014;9（5）:e96013.

165. Holland TM, Agarwal P, Wang Y, et al Dietary flavonols and risk of Alzheimer dementia. Neurology.2020;94（16）:e1749–56.

166. de Cabo R, Mattson MP. Effects of intermittent fasting on health, aging, and disease. N Engl J Med. 2019;381（26）: 2541–51.

167. Metchnikoff E. On the present state of the question of immunity and infectious diseases, Nobel Lecture, December 11, 1908.

168. Shah J. Heart Health: A Guide to the Tests and Treatments You Really Need. Rowman & Littlefield Publishers; 2019.

169. Friedland RP, Lerner AJ, Hedera P, Brass EP. Encephalopathy associated with bismuth subgallate therapy. Clin Neuropharmacol. 1993;16（2）:173–6.

170. Maher RL, Hanlon J, Hajjar ER. Clinical consequences of polypharmacy in elderly. Expert Opin Drug Saf. 2014;13（1）: 57–65.

171. Wastesson JW, Morin L, Tan ECK, Johnell K. An update on the clinical consequences of polypharmacy in older adults: a narrative review. Expert Opin Drug Saf. 2018;17（12）:1185–96.

172. Chew ML, Mulsant BH, Pollock BG, et al Anticholinergic activity of 107 medications commonly used by older adults. J Am Geriatr Soc. 2008;56（7）:1333–41.

173. de Ropp RS. The New Prometheans. Delacorte; 1972, p. 80.

174. Brauer CA, Coca-Perraillon M, Cutler DM, Rosen AB. Incidence and mortality of hip fractures in the United States. JAMA. 2009;302（14）:1573–9.

175. Fleminger S, Oliver DL, Lovestone S, Rabe-Hesketh S, Giora A. Head injury as a risk factor for Alzheimer's disease: the evidence 10 years on; a partial replication. J Neurol Neurosurg Psychiatry. 2003;74（7）:857–62.

176. Harvard Health Publishing. Chiropractic neck adjustments linked to stroke. Available from: www.health.harvard.edu/ heart-health/ chiropractic-neck-adjustments-linked-to-stroke.

177. Iaccarino L, La Joie R, Lesman-Segev OH, et al Association between ambient air pollution and amyloid positron emission tomography positivity in older adults with cognitive impairment. JAMA Neurol. 2021;78（2）:197–207.

178. Niu H, Qu Y, Li Z, et al Smoking and risk for Alzheimer disease: a meta-analysis based on both case–control and cohort study. J Nerv Ment Dis. 2018;206（9）:680–5.

179. Hamburg MA, Collins FS. The path to personalized medicine. N Engl J Med. 2010; 363（4）:301–4. Erratum in N Engl J Med. 2010; 363（11）:1092.

180. Sampson TR, Challis C, Jain N, et al A gut bacterial amyloid promotes alpha-synuclein aggregation and motor impairment in mice. Elife. 2020;9:e53111.

181. Wargo JA. Modulating gut microbes. Science. 2020;369

（6509）:1302–3.

182. Palmqvist S, Tideman P, Cullen N, et al Prediction of future Alzheimer's disease dementia using plasma phospho-tau combined with other accessible measures. Nat Med. 2021; 27（6）:1034–42.
183. Brookmeyer R, Abdalla N. Estimation of lifetime risks of Alzheimer's disease dementia using biomarkers for preclinical disease. Alzheimers Dement. 2018;14（8）:981–8.
184. Kosinski M. Facial recognition technology can expose political orientation from naturalistic facial images. Sci Rep. 2021;11（1）:100. Erratum in Sci Rep. 2021;11（1）:23228.
185. Efron R. The duration of the present. Ann NY Acad Sci. 1967;138（2）:713–29.
186. Csikszentmihalyi M. Flow: The Psychology of Optimal Experience. Harper Perennial Modern Classics; 2008.
187. James W. What is an emotion? Mind. 1884:188–205.
188. Seelye KQ. Christina Crosby, 67, dies; feminist scholar wrote of becoming disabled. NY Times. 2021; January 26.